피 해독으로 만성질환 치료하기

피 해독으로
만성질환 치료하기

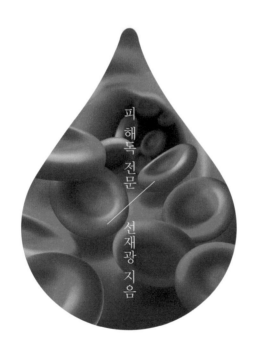

피 해독 전문 / 선재광 지음

전나무숲

만성질환을 치료하는
'피 해독 3주 프로젝트'

고혈압, 고지혈증, 당뇨병, 암, 뇌경색, 심근경색, 비만 등 각종 만성질환에 시달려온 환자들에게 "만성질환은 빠르게 나을 수 있습니다. 10년, 20년 동안 먹어오던 약도 일순간에 끊을 수 있습니다"라고 말하면 대부분 믿지 않습니다. "상상 속에서도 일어날 수 없는 일"이라고 말하는 사람도 있고, 약을 끊으면 증상이 급속도로 악화되고 더 나아가 합병증으로 죽을 수도 있다며 무서워들 하십니다. 한마디로 약에 대한 의존성과 중독성이 매우 심합니다.

만성질환 전문 한의사로서 확신하는데, 만성질환은 나을 수 있습니다. 다만 조건이 있습니다. 나을 수 있다는 마음가짐으로 그동안 유지해오던 잘못된 식습관과 생활습관을 바꿔야 합니다. 그렇지 않으면 만성질환을 포함한 그 어떤 질병도 치료가 불가능합니다. 왜냐하면 각종 질병은 인체의 잘못된 습관을 경고하기 위해 일으키는 증상인 경우가 많기 때문입니다.

자세히 말하면 이렇습니다. 인체는 끊임없이 건강한 상태(항상성)를 향해 작동하는데, 질병을 일으킬 수밖에 없는 습관이 지속되면 혈압, 혈당, 혈중 콜레스테롤 등의 수치를 높이거나 암을 유발시켜서라도 항상성을 유지하려고 하는 것입니다.

다행인 점은, 인체는 생각보다 회복력이 강하다는 것입니다. 많은 사람이 참여한 건강 회복 프로그램에서 대개 3주 정도가 지나니 웬만한 증상에서 벗어나 약으로부터 자유로워진 것은 물론, 그들 스스로 '습관이 바뀌면 만성질환을 근본적으로 치료할 수 있다'는 확신을 가졌습니다. 3주는 잘못된 습관을 올바른 습관으로 변화시키는 데 반드시 필요한 시간입니다. 달리 말해, 질병에 걸릴 수밖에 없는 나쁜 습관을 질병이 치료되는 좋은 습관으로 바꿈으로써 만성질환의 악순환을 끊을 수 있는 '터닝포인트의 시간'이 바로 3주인 것입니다. 3주의 시간을 제대로 활용하면 과거보다 훨씬 더 활기차고 면역력이 강한 몸으로 살아갈 수 있습니다.

터닝포인트의 핵심은 '깨끗한 피'

3주라는 시간은 혈액의 정화, 정확히 말하면 '피 해독'과 관련이 있습니다. 우리 몸은 구석구석 순환하는 혈액을 통해 산소와 영양소를 공급받습니다. 그렇기 때문에 혈액이 깨끗하면 만성질환을 비롯한 모든 질병을 이길 수 있습니다. 하지만 영양이 불충분하고 지방(LDL콜레스테롤과 중성지방)과 독소가 많이 들어 있는 음식을 먹으면 혈액이 탁해지는 것은 물론, 오염된 혈액이 온몸을 돌아다니면서 수십 수백 가지 질병을 일으킵니다. 성인 남성 3명 중 1명이 걸린다는 암 역시 탁한 혈액과 깊은 연관이 있습니다. 즉 건강한 삶을 위한 근본 중의 근본은 체내 독소를 배출해서 혈액을 깨끗하게 만드는 것입니다.

이 책은 건강을 위한 첫걸음인 '피 해독'에 대해 핵심 내용만 담았습니다. 피 해독으로 어떻게 만성질환이 치료되는지, 어떻게 피 해독을 해야 하는지 자세히 전합니다. MBN 〈엄지의 제왕〉 '피 해독' 편을 시청한 독자들이 있을 줄 압니다. 수년간 만성질환으로 고생하던 환자들이 이

책에 실린 방법을 통해 3주 만에 건강을 되찾는 놀라운 경험을 했습니다. 방송 출연자들과 체험자들을 통해 객관적인 검증까지 거친 내용이니 믿고 따라 해도 괜찮습니다.

건강에 대한 관심이 점점 높아지면서 수많은 매체에서 다양한 건강법들을 소개하고 있습니다. 그중에는 정말 중요한 방법도 있고 국소적으로 도움이 되는 내용도 있습니다. 하지만 피 해독은 건강의 원리를 관통하는 건강법인 만큼 이 책을 통해 피 해독의 중요성을 깨닫고 실천해 건강을 되찾기를 기대합니다.

《청혈주스》라는 책을 2014년에 출간하고 벌써 7년이라는 시간이 흘렀습니다. 그 후로 피 해독 붐이 일어나면서 많은 변화가 생겼습니다. 그 변화에 발맞추어 제목도 달리하고 한의학적인 내용도 보강해 새로운 제목으로 개정판을 출간하게 되어 기쁩니다.

이 책이 나오기까지 많은 도움을 주고 수고해주신 MBN 〈엄지의 제왕〉 제작진, 민성욱 차장님과 홍수연 작가님, 최윤미 작가님, 그 외 많은 분에게 감사의 마음을 전합니다.

_ 선재광

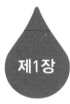

제2장 건강의 핵심은 '깨끗한 피'

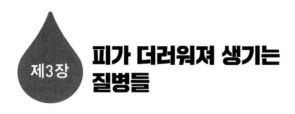

제3장 피가 더러워져 생기는 질병들

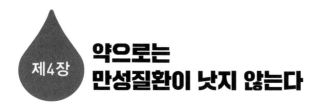

제4장 약으로는 만성질환이 낫지 않는다

제5장 피를 해독하는 식습관

제6장 피를 해독하는 생활습관

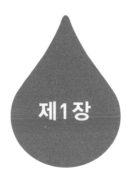

제1장

피 해독으로
새로운 삶을
살게 된 사람들

기적과도 같은
'피 해독
3주 프로젝트'

건강은 삶의 질을 높이는 바탕이자 행복한 삶을 지속하는 원동력이다. 몸이 건강하면 기분이 좋아지고 활력이 넘치고 이웃과의 교류도 활발하지만 어디 아프기라도 하면 계속 신경이 쓰이고 활동이 위축되는 등 생활에 불편함이 생긴다. 즉 '질병이 있는 삶'과 '질병이 없는 삶'은 완전히 다르다. 특히 만성질환은 걸리는 순간부터 '평생 약을 먹어야 한다'는 생각 때문에 심리적 부담까지 느끼며 살아야 한다.

이제부터 만나볼 사람들은 만성질환에서 벗어나 건강한 제2의 삶을 살아가는 도전자들이다. 장기간 복용해오던 약을 끊는 도전에 성공했고, 기적과도 같은 '피 해독 3주 프로젝트'로 인생이 달라져 희망찬 내일을 계획하고 있다. 이들은 아주 특별한 약을 복용하거나 특이한 치료를 받지 않았다. 그저 피를 깨끗하게 하는 건강법을 실천했을 뿐이다.

세상에는 수많은 건강법과 치료법이 있지만 정작 중요한 것은 그 방법이 어느 정도의 치료 효과를 거두느냐 하는 점이다. 아무리 입에서 입으로 회자되는 건강법이라 한들 정작 자신에게 도움이 되지 않으면 무용지물일 뿐이다. 거기다가 객관적 검증을 거치지 않았다면 무턱대고 따라할 수도 없는 노릇이다. 부작용이 생길 수 있고, 자칫 건강이 더 나빠질 수 있기 때문이다.

필자는 2014월에 MBN 방송의 건강 프로그램인 〈엄지의 제왕〉 '피 해독' 편에 출연했다. 그리고 방송을 통해 6명의 참가자가 피 해독으로 만성질환에서 벗어날 수 있는지를 공개적으로 실험했다. 물론 그전에도 피 해독은 많은 환자들을 통해 충분히 검증됐지만 방송이라는 보다 객관적인 매체를 통해 다시 한 번 검증을 받은 것이다.

실험 참가자들은 모두 고혈압, 고지혈증, 당뇨병과 같은 만성질환을 오랫동안 가지고 있었다. 이러한 중증의 만성질환자들이 과연 피 해독으로 얼마나 좋아질 수 있는지를 알기 위해 현장 녹화 3주 전부터 피 해독을 실시하며 매주 혈압과 혈당을 체크했다. 이 과정은 방송으로 방영되어 시청자들에게 놀라움을 안겨주었다.

피 해독 3주 프로젝트의 결과를 본 많은 사람들은 '기적'이라고 표현했다. 참가자들은 아무런 외과적 처방 없이, 약의 도움도 받지 않고 단 3주 만에 놀라운 변화를 체험했다. 혈압과 혈당이 정상 범위로 회복

됐고, 불면증·손발 저림·부종 등이 없어졌고, 살도 빠졌다. 체력까지 좋아져 숨이 차서 단 10분도 걷지 못하던 사람이 1시간을 걸을 수 있게 되었다.

더욱 놀라운 점은, 피 해독 3주 프로젝트를 마친 후 몸이 회복되자 이전에 즐겨먹던 밀가루 음식, 술, 패스트푸드 등 건강에 해로운 음식들에 대한 거부반응이 생긴 것이다. 이런 음식들을 먹자 그들의 건강해진 몸이 이를 거부했고, 먹고 난 후에는 구토를 해서 스스로 독소를 배출했다. 단 3주 만에 말이다. 이 결과를 두고 누구보다 피 해독의 효과에 대해 신뢰를 가진 사람들은 이 모든 과정을 카메라로 기록하고 철저하게 검증한 방송 관계자들이었다.

피 해독의 효과가 체질에 따라 다르냐고 묻는 분들이 있는데, 피 해독을 실행하는 데 있어 체질은 아무런 상관이 없다. 피 해독은 인체 구조에 대응한 가장 근본적인 건강법이기 때문이다. 뿐만 아니라 그 어떤 화학물질의 투약이 없는 온전한 자연요법인 데다 호르몬을 억지로 분비시키거나 인위적으로 억제하지도 않아 부작용이 전혀 없다. 그러니 만성질환 등 몸에 질병이 있다면 피 해독을 하지 않을 이유가 없다.

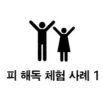

피 해독 체험 사례 1

술을 끊고
가볍고 상쾌한 몸을
되찾았습니다

개인사업을 하는 양○민 씨(남, 52세)는 술을 사랑하는 사람이었다. 동네 술친구 4명과 함께라면 3차는 기본이었다. 1차로 소주 한 박스 정도를 가볍게 해치우고, 2차로 호프집에서 맥주와 소주를 섞은 폭탄주를 들이킨 뒤에 포장마차에서 국수에 소주 한잔을 더 하고서야 술자리가 끝났다.

이렇게 다량의 술과 밀가루 음식을 자주 먹다 보니 그의 공복혈당은 피 해독 3주 프로젝트 참가자들 중에서 가장 높은 258mg/dℓ였다. 술을 먹지 않는 날에는 심한 불면증에 시달렸고, 잠을 자다가 두세 번 깨는 것은 흔한 일이었다. 이렇듯 숙면과는 거리가 먼 생활을 하다 보니 몸의 균형이 완전히 깨져 만성피로와 설사를 달고 살았다. 하루에 8회나 화장실에 간 날도 있었다.

3주 후, 그의 몸은 완전히 달라졌다. 공복혈당이 102mg/dℓ로 떨어졌고, 혈압 역시 좋아졌다. 무엇보다 가장 큰 변화는 건강 악화의 원인이었던 술을 끊은 것이다.

"제가 술을 끊으니까 동네 술친구들이 '천지가 개벽할 일'이라고 농담을 합니다. 늘 앞장서서 술자리를 주도했던 제가 지금은 술을 입에도 대지 않으니까요. 가볍고 상쾌한 몸을 되찾으면서 술이 싫어졌다는 것이 정확할 것입니다. 다시 과거의 상태로 되돌아가고 싶지 않아요. 이제는 설사도 안 합니다. 아침에 큰일을 보면 하루가 개운합니다. 몸무게도 자연스럽게 빠져서 3주 전보다 8kg이나 줄었어요."

설사와 피 해독은 어떤 연관이 있을까? 구토와 설사는 모두 인체가 독소를 체외로 배출하는 자연스러운 현상으로 간이 더 이상 해독을 하지 못하니 억지로 몸밖으로 배출하는 것이다. 피가 깨끗해지면 간도 덩달아 기능을 회복하기 때문에 굳이 설사를 통해 독소를 배출하지 않아도 된다. 더 이상 설사를 하지 않는다는 것은 양○민 씨의 몸이 스스로 해독할 수 있는 능력을 회복했다는 의미다.

"저는 이제껏 살면서 술을 끊어야겠다는 생각을 한 번도 해본 적이 없었습니다. 그만큼 술을 좋아했고, 술을 잘 마시는 것이 남자답다고 생각했거든요. 하지만 이제는 생각이 완전히 바뀌었습니다. 술은 건강을 해치는 원인일 뿐입니다. 술친구들과 만날 기회가 줄어들어 아쉬운 것은 사실이지만, 건강을 되찾고 앞으로 어떻게 건강을 유지해야 하는지를 알았으니 더할 수 없이 행복합니다."

■ **보유 질환 :** 당뇨병, 고혈압, 고지혈증, 만성피로, 잦은 설사

■ **3주간의 혈압과 혈당의 변화**

	1월 27일	2월 7일	2월 10일	2월 12일	2월 14일	2월 19일
혈압(mmHg)	150/110	130/90	136/81	107/59	125/83	—
공복혈당(mg/dℓ)	258	188	166	127	146	102

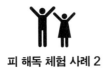

손발 저림도, 안통과 편두통도 사라졌습니다

대기업에 다니는 이○우 씨(남, 45세)는 늘 피로감을 느꼈고, 뒷목이 뻐근하고 어깨가 아팠다. 일이 많거나 잘 안 될 때는 편두통도 있었다. 밤에는 손발 저림으로 제대로 잠을 못 잤고, 아침에 일어나도 개운하지 않아 일에 집중하지 못하는 날이 잦았다. 늘 컴퓨터 작업을 해서인지 눈이 침침하고 안통까지 있었다. 몸을 주무르거나 휴식을 취해도 그때뿐이었다. 그는 더 이상 이렇게 살기 싫다는 생각으로 피 해독 3주 프로젝트에 참여했다.

"직장인이라면 누구나 이 정도는 힘들고 피곤할 거라고 생각했습니다. 주말에 푹 쉬고 나면 몸이 괜찮아진 것 같아서 일상의 피로감 정도는 큰 문제라고 생각하지 않았어요. 그런데 문득, 이러다가 무슨 일이 생기면 어쩌나 하는 생각이 들었습니다. 제가 쓰러지기라도 하면 아내와 아이들에게 큰일이지 않습니까? 뭔가 변화가 필요하다는 생각이 들어 피 해독 3주 프로젝트에 참여하게 됐습니다."

그는 프로젝트를 실천하는 것을 좀 힘들어했다. 직장인이다 보니 아침마다 청혈주스를 마시고 점심식사 이후에 햇볕을 쐬며 산책하는 것이 여건상 쉽지 않았기 때문이다. 그러나 그는 지금이 아니면 기회가 다시 오지 않을 거라는 생각으로 이를 악물고 실천했고, 그 결과 건강이 크게 개선되었다.

"이제 아침에 일어나면 몸이 개운하고 가벼워요. 손발 저림도 사라졌습니다. 안통과 편두통마저 언제 그랬냐는 듯 없어졌습니다. 정말 다행입니다. 지금부터는 훨씬 더 좋은 남편, 좋은 아빠가 되려고 노력할 것입니다."

발기부전 증상이 약간 있었지만 프로젝트 후 이마저도 사라져서 부인과의 관계도 예전보다 훨씬 더 좋아졌다.

그는 자신과 같은 직장인들을 위해서 한마디했다.

"아마도 상당수의 직장인들이 저와 같은 증상으로 힘들어하고 있을 것입니다. 늘 정해진 시간에 출근하고 야근도 밥 먹듯이 해야 하기 때문이죠. 피로감을 대수롭지 않게 생각할 수도 있지만, 피로감과 여러 불편한 증상들이 큰 병을 불러올 수 있음을 깨닫고 피 해독을 통해서 건강을 되찾기를 바랍니다. 그러면 지금보다 더 활기차게 일할 수 있고, 일에 대한 집중력도 좋아져서 성과 또한 높아질 것입니다."

■ **보유 질환** : 만성피로, 손발 저림, 안통, 편두통, 고혈압, 고지혈증, 발기부전

■ **3주간의 혈압의 변화**

	1월 27일	2월 10일	2월 12일	2월 14일
혈압(mmHg)	160/110	122/92	124/87	120/81

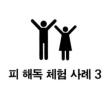

몸이 따뜻해져
이제는
잘 잡니다

공무원인 신○순 씨(여, 60세)는 수년 전 고지혈증 진단을 받았다. 손발이 저리다 못 해 잘 때 쥐가 나는 경우가 많았고, 양말을 신고 자야 할 정도로 발이 차가웠다. 아침에 손발과 얼굴이 붓는 것은 흔한 일이었다. 커피를 마시지 않으면 정신이 나지 않았고, 편두통이 심했으며, 발가락 마비로 발이 뒤틀리는 증상까지 있었다. 때로는 그 통증이 극심해서 거동조차 힘들었고, 밤에 이런 증상이 나타나면 1시간 정도 주물러야 겨우 잠들 수 있었다.

사람들과 가볍게 부딪히거나 돌부리에 살짝 발이 걸려도 넘어지기 일쑤인 것도 문제였다. 빠르게 걷기나 뛰기와 같은 운동은 꿈도 꿀 수 없었다. 걸음걸이가 남들과 달라서 진찰받으니 균형 감각이 약간 상실되었다는 진단이 내려졌다. 게다가 심장이 좋지 않아 가슴이 두근거리는 상태가 지속되었다.

"걸을 때 발을 들어 올리고 앞으로 내딛잖아요. 저는 그게 힘들어서 발을 질질 끌듯 걸어야 했어요. 걷는 것 자체가 쉽지 않았죠. 걸을 때 뭔가에 부딪혀 넘어질까봐 조마조마했고요. 늘 땅을 보고 걸어서 자세도 구부정했습니다."

식습관을 살펴보니 그녀는 고기를 무척 좋아해 하루에 한 끼 정도는 반드시 고기를 먹었다. 채소는 많이 먹지 않았다. 삼겹살을 소금장에 찍어 먹거나 양념된 불고기를 잔뜩 먹는 식이었다.

그녀는 남편과 자식들의 권유로 피 해독 3주 프로젝트에 참여했고, 이전과는 확연히 달라진 몸을 가지게 되었다.

"프로젝트 첫 주에는 긴가민가했어요. 몸이 좀 좋아지는 것 같기도 하고 예전과 크게 다르지 않다는 생각도 들었습니다. 그런데 2주가 지나고 3주가 지나면서 여러 가지 증상이 서서히 호전되기 시작했어요. 혈압이 떨어지면서 두근거림이 사라졌고, 몸이 따뜻해져서 이제는 밤에 양말을 신지 않고도 잘 잡니다. 몸무게도 3kg이나 빠져 다이어트까지 덤으로 됐지요. 예전에는 10분만 걸어도 숨이 찼는데, 이제는 1시간도 너끈히 걸을 수 있고, 걸을 때 넘어지거나 비틀거리지 않아요."

피 해독 중에서 그녀가 무엇보다 정성을 기울여서 한 것은 대나무 밟기였다. 그녀는 하루에도 여러 번 20분 정도씩 대나무 밟기를 했다.

"회사에서 집중이 잘되지 않을 때 수시로 대나무 밟기를 했어요. 그러면 머리가 개운해지면서 집중력이 훨씬 좋아지더라고요. 회사뿐만 아니라 집에서도 대나무 밟기를 했더니 독소 배출이 잘됐나봐요."

잦은 대나무 밟기가 빠른 독소 배출을 유도한 것이다. 발에는 강압점, 실면점 등 오장육부의 반응점(反應點)들이 있다. 그래서 대나무 밟기를 하면 발바닥의 경혈이 자극되면서 혈액 순환이 좋아져 독소 배출이 효과적으로 이루어진다. 그 결과 피로가 풀리고 몸이 편안해진다.

그녀는 감각이 되살아나면서 몸에 좋지 않은 음식에 대한 거부반응도 나타났다.

"피 해독을 한 뒤에는 그렇게 좋아하던 고기가 눈에 잘 들어오지 않아요. 이제는 채소를 더 많이 먹습니다."

■ **보유 질환** : 고혈압, 고지혈증, 편두통, 수족 냉증, 가슴 두근거림, 균형 감각 상실
■ **3주간의 혈압의 변화**

	1월 27일	2월 7일	2월 10일	2월 14일
혈압(mmHg)	160/100	125/74	128/80	133/78

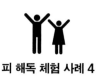

피 해독 체험 사례 4

발기부전으로
고생하던 제가 새롭게
태어났습니다

대학교수인 남○락 씨(남, 52세)는 무려 10년간 혈압약을 복용해왔다. 당뇨병이 있고, 뒤목이 뻣뻣하고 머리가 멍할 때가 많았다. 만성피로로 항상 어깨가 굳어 있었는데, 업무를 보고 집에 돌아오면 피곤한 몸을 이기지 못해 아이들에게 몸을 밟아달라고 했다.

그는 식습관이 좋지 못했다. 식사 시간이 불규칙했고, 인스턴트식품과 밀가루 음식을 주로 먹었다. 부산에서 살다 보니 밀면을 자주 먹었다. 야식도 잦았는데, 치킨 같은 기름지고 자극적인 음식을 먹고 포만감을 느껴야 잠이 들었다.

결국 발기력이 현저하게 저하되면서 위기감을 느꼈다.

"다른 병은 몰라도 발기부전은 남성들에겐 심리적으로 큰 상처입니다. 저 역시 성기능을 제대로 발휘하지 못한다는 생각에 수치감을 느끼며 살았습니다. 하지만 피 해독이 필요하다거나 식습관을 바꿔야 한다는 생각은 하지 못했죠. 처음 피 해독 프로그램을 시작할 때만 해도 효과를 의심했어요. 상식적으로 3주 만에 몸이 좋아진다는 게 쉽게 이해되지 않았거든요."

프로그램에 참여하고 3주 뒤 그는 놀라운 변화를 겪었다. 공복혈당은 142mg/dℓ에서 90mg/dℓ까지 떨어져 당뇨약을 끊었고, 지난 10년간 먹어왔던 혈압약도 끊었다. 무엇보다 그를 기쁘게 한 것은 발기부전이 완전히 나았다는 점이다.

"나이 오십이 넘어 발기부전으로 고생하던 제가 완전히 새롭게 태어났습니다. 피 해독을 시작하고 2주 정도 지나니 신호(?)가 오기 시작했습니다. 마치 30대로 회춘한 것 같습니다(웃음)."

그는 조미료가 듬뿍 들어간 음식과 밀가루 음식까지 끊었다. 몸이 스스로 거부반응을 일으켰기 때문이다.

"예전에는 배달 음식이나 과자 등 조미료 맛을 좋아했습니다. 조미료가 들어가지 않은 음식은 맛이 없어서 아예 먹지 않았어요. 그런데 이제는 조미료가 들어간 음식을 먹으면 속이 부대껴서 견디기가 쉽지 않습니다. 그러다 보니 외식을 안 하게 되고, 학교에 갈 때는 도시락을 싸가지고 다녀요. 집밥이 맛있다는 걸 처음으로 느꼈습니다. 20년 동안이나 먹었던 밀면도 이제 더 이상 먹지 않습니다. 한번은 피 해독 후에 억지로 먹어봤는데, 1시간 정도 지나서 거의 토했어요. 몸이 밀가루 음식을 거부하나 봅니다."

■ **보유 질환** : 발기부전, 당뇨병, 고혈압, 고지혈증

■ **3주간의 혈압과 혈당의 변화**

	1월 27일	2월 10일	2월 14일
혈압(mmHg)	150/100	129/80	130/80
공복혈당(mg/dℓ)	142	94	90

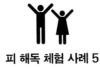

피 해독 체험 사례 5

베개를 바꾸니
목의 통증과 편두통이
사라졌습니다

가정주부인 김○순 씨(여, 54세)는 고혈압, 고지혈증, 불면증, 배변장애, 만성피로, 손발 저림으로 꽤 오래 고생했다. 혈압약을 먹어왔지만 혈압은 여전히 높았다. 심장이 두근거리는 증상이 오래됐는데, 계단을 오르면 숨이 차서 주저앉을 정도였다. 밤에는 빈뇨 증상이 나타나 잠이 들 만하면 깨서 화장실에 가야 했고, 다녀와서 잠이 들 만하면 또 소변이 마려워서 화장실에 갔다. 이렇게 자다 깨다 하다가 아침을 맞으니 하루 종일 피곤하고 일상이 무기력하게 느껴졌다. 불면증을 더 겪다가는 제대로 살 수 없겠다는 생각까지 들었다. 오른손과 오른발이 마비되는 증상도 있었다. 이렇게 다양한 증상들이 있으니 약을 늘 한 움큼씩 먹어야 했다.

그녀는 약을 끊고 싶은 간절한 마음으로 피 해독 3주 프로젝트에 참여해 독하게 마음먹고 하나하나 실천했다. 그녀는 몸이 좋아지는 것이 너무 신기해서 그 과정을 노트에 기록했다. 3주간의 변화에 대한 그녀의 기록을 잠시 보자.

- 빨리 걷기 1시간을 했는데, 쉬지 않아도 편하고 땀이 잘 났다.
- 잠이 들면 중간에 깨지 않았고, 아침에 일어나서 화장실에 갔다.
- 아침에 일어나서 보니 손과 얼굴이 붓지 않았고, 몸이 상쾌하고 가볍다.
- 두통도 없고, 다리도 아프지 않다.
- 체중이 빠지기 시작했다.
- 대나무 밟기를 하면 땀이 잘 난다.

그녀의 기록에는 '땀이 잘 난다'는 표현이 자주 등장했다. 사람의 몸에서 땀이 잘 난다는 것은 매우 중요한 건강 호전의 신호다. 일반적으로 체내에 독소가 많이 쌓이면 땀이 잘 나지 않는다. 땀은 몸에서 열이 나야, 즉 체내 순환이 잘되어야 배출이 되는데 독소가 있고 몸의 기능이 좋지 않으면 땀이 배출되지 않는다. 반대로 땀이 잘 난다는 것은 혈액 순환, 대사 활동이 원활하다는 증거다. 즉 그녀의 몸이 그만큼 건강을 되찾았다는 의미다.

그녀는 베개의 도움도 받았다.

"제가 평소에 편두통이 있고 목도 뻐근했습니다. 처음에는 베개를 바꾸기가 힘들었는데 조금씩 높이를 낮추면서 7cm까지 낮추니까, 어느 날부터 목의 통증과 편두통이 사라졌습니다. 이제는 낮고 딱딱한 베개가 더 편합니다."

현대인의 약 90%가 목이 뻐근한 증상을 느끼는데 일주일 정도만 제대로 된 베개로 목의 혈을 자극하면 체내 독소가 효과적으로 제거된다. 그녀는 피 해독 프로그램에 대해 아주 만족해하며 소감을 남겼다.

"이 좋은 걸 왜 여태 모르고 살았나 싶어요. 3주 만에 이렇게 몸이 좋아진다는 것이 너무 신기합니다. 50년 동안 잘못된 습관으로 내 몸을 괴롭힌 것 같아 정말 미안했어요."

■ **보유 질환** : 고혈압, 고지혈증, 불면증, 배변장애, 만성피로, 손발 저림

■ **3주간의 혈압의 변화**

	1월 27일	2월 7일	2월 10일	2월 12일	2월 14일
혈압(mmHg)	164/124	169/121	154/109	151/93	136/78

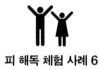

만성질환은 물론
파킨슨병까지
개선되었습니다

전업주부인 권○희 씨(여, 66세)는 갑상샘 관련 질환, 당뇨병, 고지혈증, 고혈압은 물론이고 파킨슨병까지 앓고 있었다. 고지혈증약을 먹은 것은 3년 정도 됐고, 갑상샘 관련 질환을 앓은 것도 3년 정도가 됐다. 이런저런 질병이 너무 많다 보니 파킨슨병은 신경도 못 썼다. 그러다 증상이 심해지기 시작해 작년 11월부터 별도로 약을 먹기 시작했다. 그런데 정작 그녀를 괴롭힌 것은 먹어야 할 약의 종류가 많다 보니 도대체 무슨 약을 먹었는지 알 수 없는 상황이었다.

"남편이 방송을 보고서 바로 선재광 원장님이 계신 한의원으로 가자고 했어요. 그때부터 피 해독을 시작했습니다. 파킨슨병의 경우 유전적 요인이 강하다고 생각했어요. 아버님도 60세 정도가 되어 그런 증상이 생기셨거든요. 하지만 피 해독을 시작한 뒤로는 각종 만성질환에 시달리던 몸이 서서히 정상으로 되돌아왔고, 지금은 파킨슨병 치료를 위해 먹던 약까지 모두 끊었어요. 약은 하루아침에 끊기가 쉽지 않다고 알고 있었는데 2주 만에 약을 끊다니, 기적입니다."

건강을 되찾으면서 그녀가 느낀 가장 큰 변화는 새벽에 화장실에 자주 가지 않는 것은 물론, 얼굴의 붓기가 가라앉고 몸이 훨씬 가벼워졌다는 점이다. 갖은 질병으로 피곤하고 괴로웠던 몸이 경쾌해진 것도 그녀에겐 기적이었다. 다만 파킨슨병은 좀 더 의학적인 관찰이 필요해서 현재도 계속 신경을 쓰고 있다.

그녀가 앓고 있던 파킨슨병에 대해서 많은 사람들이 두려움을 갖는 것이 사실이다. 그 증상과 결과가 치명적이기 때문이다. 이 질병은 뇌에서 분비되는 신경전달물질인 도파민의 생성에 이상이 생기면서 발병된다. 도파민은 인체의 소소한 행동들을 제어하는 물질이다. 그런데 도파민 생성에 이상이 생기면 손을 떨거나 말이 어눌해지고 걷는 것도 느려진다. 이러한 상태가 지속되면 정상적인 일상생활이 불가능하다.

파킨슨병의 발병 원인 중 '유전적 요인'은 5%에 불과하다. 그녀가 자신의 파킨슨병을 유전 때문이라고 했지만 그것은 '생활 유전'에 가까울 가능성이 높다. 그러니까 아버지와 비슷한 식습관과 생활습관을 가지게 되면서 동일한 질병이 생겼을 수 있다. 이런 경우에는 치료가 가능하다. 특히 도파민은 단백질, 비타민B군, 비타민C, 철분, 아연이 충분하면 얼마든지 생성되는 물질이므로 부족한 영양소를 체크해서 보충해주면 충분히 호전될 수 있다. 그런 점에서 파킨슨병이라 해도 피 해독과 함께 적절한 치료법만 시행한다면 두려워할 필요가 없다.

■ **보유 질환** : 갑상샘 관련 질환, 당뇨병, 고지혈증, 고혈압, 파킨슨병

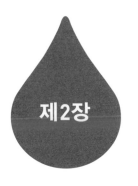

제2장

건강의 핵심은
'깨끗한 피'

깨끗했던
혈액이
오염되고 있다

사람은 누구나 깨끗하고 건강한 혈액을 가지고 태어난다. 그런데 어느 순간 혈액이 탁해지면서 혈관 벽엔 각종 노폐물이 들러붙어 혈액 순환이 나빠진다. 혈액 순환이 나쁘면 질병이 생기는 건 당연한 일이다.

왜 이런 일이 벌어지는 것일까?

우선, 아래의 질문에 대답해보자.

- 아침에 일어나서 무엇을 먹고 어떤 활동을 하는가?
- 하루에 몸을 움직여 활동하는 시간이 얼마나 되는가?
- 사람들과 즐거운 시간을 보내는가?

● 스트레스는 어떻게 푸는가?

평소 무엇을 먹고 어떻게 생활하는지를 묻는 질문들이지만 아마 만족할 만한 대답을 할 수 있는 사람은 그리 많지 않을 것이다. 평소의 생활을 묻는 이유는 생활습관과 식습관이 혈액을 오염시키고 건강을 해치는 주요 원인이기 때문이다.

움직임이 적고
스트레스 많은 생활

산업화가 되기 전에 사람들은 잠자리에서 일어나 잠들기 전까지 쉴 새 없이 움직였다. 농사를 지었고, 먼 길을 걸어서 다녔고, 답답한 마음을 풀어줄 말벗을 직접 찾아 나섰다. 하지만 현대사회를 사는 우리는 주로 실내에서 앉아서 생활하니 움직임이 많지 않고, 운동은 시간을 따로 내야만 할 수 있으며, 햇볕을 쬘 수 있는 기회도 적다. 경쟁의 일상화로 스트레스는 차곡차곡 쌓이지만 술과 담배, 폭식과 자극적인 음식으로 해소한다. 이야기를 나누고 마음을 공감해줄 말벗은 이제 전화로, SNS로 만난다. 이러한 생활이 지속적으로 반복되면서 혈액은 탁해지고 몸속에 독소는 쌓인다.

잘못된 식습관 때문에
몸속에 쌓이는 독소

혈액의 상태와 직결되는 식습관도 예전에 비해 많이 변했다. 대량생산과 장기간 보존을 위해 각종 화학첨가물과 보존제를 섞어 만든 가공식품과 인스턴트식품, 고지방·고칼로리 식품, 각종 중금속이 잔류한 식품이 일상으로 스며들었다. 이런 식품들을 자주 섭취하면 지방(LDL콜레스테롤과 중성지방)과 중금속이 혈액에 섞여 흘러 다니다가 혈관 벽에 들러붙어 혈관이 좁아지고, 적혈구가 이 좁은 혈관을 통과하기 힘들어져서 결국 장기에 전달되어야 하는 산소와 영양소가 부족해지고 만다.

과식과 야식도 혈액을 탁하게 만드는 원인이다. 일반적으로 음식물이 위에서 소화되기까지 소요되는 시간은 탄수화물 2~3시간, 단백질은 4~5시간, 지방은 7~8시간 정도다. 지방을 많이 섭취하면 최대 12시간 이상도 걸린다. 그런데 과식을 하면 소화되는 시간이 더 길어져 위장을 지치게 만들고, 시간이 지나도 대변으로 배출되지 않는다.

소화 시간이 길다는 것은 위장에서 소화, 흡수, 배설을 위해 많은 에너지를 소모한다는 의미이다. 그러면 다른 기능에 쓰여야 할 에너지가 부족해진다. 또한 흡수되고 남은 영양분이 지방으로 전환, 축적되어 혈액을 탁하게 하고 복부와 내장을 살찌게 한다.

밤에 먹는 야식은 몸속 장기들이 휴식을 취해야 할 시간에 일을 하게 만듦으로써 인체를 더욱 피곤하게 만들고 결국 혈액을 오염시킨다.

혈액을 오염시키는 생활습관

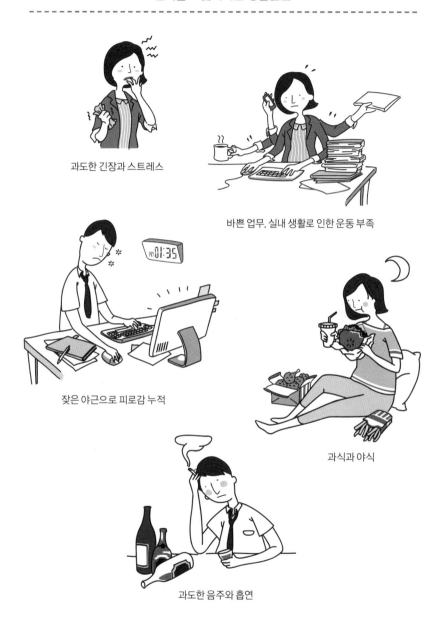

과도한 긴장과 스트레스

바쁜 업무, 실내 생활로 인한 운동 부족

잦은 야근으로 피로감 누적

과식과 야식

과도한 음주와 흡연

일반적으로 새벽 3~4시부터 정오까지는 인체가 배설하고 해독하는 시간이다. 특히 밤에는 대사 기능과 소화 기능이 모두 휴식하고 있어 저녁을 먹은 후부터는 위장을 비우는 것이 몸의 부담을 덜고 배설과 해독, 대사와 소화 기능을 높이는 방법이다. 그런데 늦은 밤에 야식을 먹으면 휴식을 취하던 장기들이 억지로 일을 하게 되고 몸은 그 자체로 스트레스를 받는다. 그 영향으로 해독에 중요한 배설에 문제가 생긴다. 즉 장의 연동운동이 원활하지 않아 배변 기능이 떨어지고 만다. 한마디로 야식은 독소를 몸 안에 넣는 것과 같다. 몸에 독소가 잔뜩 들어가니 혈액이 깨끗할 리 없고, 더러운 혈액은 반드시 혈관에 흔적을 남긴다.

이처럼 우리의 일상은 혈액을 더럽히는 습관으로 이어져 있다. 안타까운 점은 이러한 일상을 한꺼번에 뒤바꾸는 것이 너무도 힘들다는 점이다. 게다가 건강이 중요하다는 건 알지만 바쁜 일상에 떠밀리다 보면 건강은 뒷전으로 밀리기 십상이다. 그래서 우리에게 필요한 것이 혈액을 깨끗하게 하는 피 해독이다. 이는 건강을 돌보지 못해 망가졌던 몸을 짧은 시간에 되살리는 아주 강력하고 유일한 대책이다.

정체된 혈액, 진액, 노폐물이 몸속 독소를 만든다

    현대사회는 독소의 홍수나 다름없어 누구든 체질과 나이를 고려한 피 해독, 장 해독, 간 해독이 절실하다. 한의학에서는 질병을 치료하기에 앞서 해독을 중요하게 여기는데, 인체의 모든 질병은 체내 독소가 제거되지 않아 생긴다고 보기 때문이다. 그리고 어혈, 담음, 식적으로 나누어서 독소의 원인을 살피고 치료한다.

    독소의 종류는 사람마다 다르다. 어떤 사람은 어혈의 독소를 가지고 있고, 어떤 사람은 담음의 독소를, 어떤 사람은 식적의 독소를 가지고 있다. 독소의 종류뿐만 아니라 독소의 위치도 다를 수 있다. 어떤 사람은 흉복부에 독소가 많고, 어떤 사람은 중복부에, 어떤 사람은 하복부에, 어떤 사람은 피부에 독소가 많다. 따라서 어떤 사람은 대변 소통으로 치료하고, 어떤 사람은 소변 소통으로, 어떤 사람은 소화기관 소통으로, 어떤 사람은 땀의 소통으로 치료하는 등 개인별로 맞춤 해독이 필요하다.

아래의 증상들을 살펴보고 자신의 몸이 해독을 필요로 하는 상태인지, 자신에게 필요한 해독 방법은 무엇인지 알아보자.

혈액이 정체되는 어혈

몸에 혈액이 제대로 순환하지 못하고 한 곳에 정체되는 증상을 말한다. 어혈의 대표적인 증상은 다음과 같다.

1. 얼굴에 기미, 주근깨, 여드름 등이 생긴다.
2. 얼굴빛과 입술색이 검고 입술이 건조하다.
3. 월경 시 생리통이 심하고, 탁하고 덩어리진 생리혈이 많이 나온다.
4. 아랫배가 단단하고, 누르면 아프다.
5. 아랫배가 차고, 하복부 비만이다.
6. 손발이 차고 잘 저린다.
7. 일정한 부위에 통증이 생긴다.

8. 통증이 낮보다 밤에 더 심하고, 찌르는 듯한 통증이 느껴진다.

9. 수술하거나 다친 경험이 있다.

어혈을 진단하는 관원혈

관원혈은 배꼽 아래로 손가락 세
마디 부분에 있다. 관원혈을 꾹 눌러
아랫배가 단단하거나 아프고, 차고,
하복부 비만이면 어혈일 가능성이
높다.

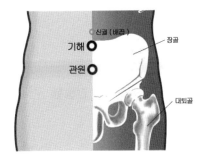

진액이 정체되는
담음

담음은 체내 진액이 정상적인 변화 과정을 거치지 못한 채 체내에 남
은 것을 말한다. 담음의 대표적인 증상은 다음과 같다.

1. 머리가 자주 아프거나 어지럽다.

2. 트림이 나고 신물이 올라온다.

3. 목에 뭔가 걸려 있는 것 같고, 삼키려 해도 잘 삼켜지지 않는다.

4. 가래가 자꾸 나오고, 기침이 자주 나온다.

5. 명치 부위가 아프고 메슥거릴 때가 있다

6. 명치 밑에 뭔가 얼음 같은 것이 걸려 있는 느낌이다.

7. 명치 밑에서 심장이 두근거리는 듯한 느낌이 있다.

8. 여기저기 아프다.

9. 허리나 등이 이유 없이 갑자기 아플 때가 있다.

담음을 진단하는 전중혈

전중혈은 양 젖꼭지를 이은 선 가운데에 있는 혈 자리다. 전중혈을 꾹 눌러서 아프거나, 얼음 같은 것이 걸려 있는 것 같거나, 명치 밑에서 심장이 두근거리면 담음일 가능성이 높다.

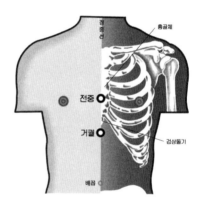

노폐물이 쌓이는 식적

식적은 소화되지 못한 음식물 찌꺼기가 모두 배설되지 못해 노폐물로 쌓인 상태다. 식적의 대표적인 증상은 다음과 같다.

1. 소화가 잘 안 되고, 잘 체한다.

2. 속이 더부룩하고 답답하다.

3. 신물이나 신트림이 잘 올라온다.

4. 명치 밑에 뭔가 걸려 있는 것 같다.

5. 윗배가 답답하고 눌러보면 단단하고 아프다.

6. 윗배가 자주 아프고 설사 후에 통증이 줄어든다.

7. 상복부 비만이다.

8. 대변 냄새가 심하고, 방귀가 잦고 냄새가 독하다.

9. 음식을 먹으면 통증이 더 심해진다.

식적을 진단하는 중완혈

중완혈은 배꼽과 명치 중간
에 위치해 있다. 중완혈을 누르
면 아프거나, 평소에 답답하고
덩어리가 잡히면 식적이 있는 것
이다.

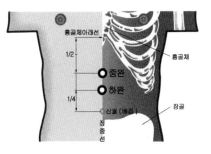

체온이 낮으면
혈액도
오염된다

혈액을 더럽히는 또 하나의 중요한 원인은 낮은 체온, 즉 저체온이다. 성인의 정상 체온은 귀에서 쟀을 때 35.4~37.7℃다. 이 온도를 유지해야 인체는 온전히 기능할 수 있다.

저체온이 혈액의 상태를 나쁘게 만드는 원리는 물이 서서히 끓는 과정을 생각하면 이해하기 쉽다. 물이 차가울 때는 아래위로 순환이 잘되지 않다가 온도가 높아져 물이 끓기 시작하면 아래위로 활발하게 순환되는 것처럼, 우리 몸이 적정 체온을 유지하면 순환이 잘되지만 저체온 상태가 되어 우리 몸에 냉기가 돌면 대사 활동이 억제되고 혈액 순환이 힘들어지면서 혈액과 진액, 노폐물의 정체로 인한 체내 독소가 혈액을 더럽히게 된다.

그 결과 우리 몸에서 해독을 담당하는 장기인 간, 신장, 방광, 대장, 땀샘, 폐 등의 기능이 떨어져 배뇨, 배변, 발한, 호흡 등의 해독 작용이 원활히 이루어지지 않는다. 게다가 독소가 체내에 계속 남아 있으면 혈관마저 수축해 그나마 힘든 혈액 순환을 더 어렵게 만든다. 그런데 안타깝게도 저체온 상태인 사람들이 점점 더 늘어나고 있다.

체온이 낮으면
생기는 일들

의학적으로는 중심체온(심부체온. 신체 내부 기관의 온도)이 35℃ 이하로 떨어진 상태를 저체온이라 한다. 저체온이면 추운 겨울은 물론이고 더운 여름에도 배가 차가워 견딜 수가 없다. 배는 몸의 중심이고 에너지를 생산하는 곳이니, 배가 차가우면 몸 전체가 차가워진다.

땀을 많이 흘리는 사람도 저체온을 의심해봐야 한다. 격렬한 활동을

▪▪ 정상 체온의 범위(귀 측정 시)

	정상 체온의 범위
생후 3개월까지	35.8 ~ 37.4℃
생후 3 ~ 36개월	35.4 ~ 37.6℃
생후 36개월 이상	35.4 ~ 37.7℃

하지 않았는데 땀을 흘리거나 자주 식은땀을 흘리는 것은 대사가 활발해서가 아니라 인체가 인위적으로 체온을 떨어뜨림으로써 몸속의 잉여 수분을 체외로 빼내기 때문이다.

체온이 1℃ 높아지면 면역 기능이 5~6배 정도 상승하지만, 저체온이 지속되면 건강이 나빠진다. 여러 의학 자료들에 의하면 체온이 1℃ 떨어질 때마다 대사 능력은 약 12%, 면역력은 30% 이상 저하된다. 뿐만 아니라 배설 기능이 저하되고, 자율신경실조증(정신적인 스트레스나 육체적인 피로에 의해 자율신경계가 기능을 잃음으로써 두통, 현기증, 발한, 설사, 구토, 성적 불능 따위의 증상이 나타난다) 혹은 알레르기 증상이 나타날 수 있다. 암세포는 35℃에서 가장 왕성하게 증식하기 때문에 결과적으로 체온이 저하되면 암, 당뇨병, 고혈압, 고지혈증을 비롯한 다양한 만성질환에 걸릴 확률이 높아진다.

이 모든 것이 혈액이 탁하고 순환이 잘되지 않아서 생기는 일이다.

트랜스지방이
혈액을 탁하고
끈적하게 만든다

　혈액을 가장 빠르게 오염시키는 것은 잘못된 식습관이다. 그중에서도 음식을 통해 섭취하는 트랜스지방은 혈액을 더 탁하고 끈적하게 만든다. 우리나라에서는 서양식 식단과 간편식품이 생활 속으로 파고들면서 트랜스지방에 대한 관심이 높아졌지만, 서양에서는 이미 오래 전부터 트랜스지방으로 인한 건강 악화를 고민해왔다.

　트랜스지방은 액체 기름을 고체화하는 과정에서 생겨난다. 즉 액체인 식물성 기름을 고체화하는 과정에서 부분적으로 수소를 첨가하면 한쪽의 수소가 반대 방향으로 이동(트랜스)하면서 포화지방산과 비슷한 형태가 되는데, 이것이 트랜스지방이다. 구조가 플라스틱과 비슷해

'플라스틱 지방'이라고도 한다. 마가린과 쇼트닝이 대표적인 트랜스지방이다.

마가린의 경우 처음 발명되었을 당시에는 전 세계적으로 환영을 받았다. 산화하기 쉬운 식물성 기름의 단점을 수소를 첨가함으로써 보완한데다 버터보다 저렴하고 장기간 보존이 가능했기 때문이다.

쇼트닝 역시 마가린만큼이나 각광을 받아왔다. 쇼트닝으로 튀기는 크래커·머핀·과자 등 제과류, 가공식품, 음식점의 튀김 요리를 통해 우리는 트랜스지방의 70%를 섭취하고 있다. 음식점에서 파는 튀김이 바삭한 것은 전문가가 튀겨서가 아니라 쇼트닝의 역할이 크다. 패스트푸점에서는 경화 식물성 유지를 엄청나게 사용하기 때문에 햄버거 하나만 먹어도 트랜스지방의 섭취 수준이 기준량을 초과하는 일이 흔하다. 이 외에도 케이크, 초콜릿, 스낵, 아이스크림, 즉석 카레 등 많은 가공식품의 원재료에 쇼트닝 가공유지 등 많은 양의 트랜스지방이 함유되어 있다.

그러나 트랜스지방의 위험성이 밝혀지면서 세계보건기구(WHO)는 트랜스지방의 섭취량을 하루 섭취 열량의 1% 이하, 또는 하루 17g으로 제한하고 있다. 이는 작은 버터 조각 7개, 1인용 피자 1개, 우유 3컵에 들어 있는 양이다. 또한 2023년까지 식품에서 트랜스지방을 완전히 퇴출하기 위한 가이드를 2018년에 발표하고 전 세계 각국에 동참할 것을 촉구했다.

미국 하버드대학교에서는 트랜스지방의 해악을 '포화지방의 2배'라고

트랜스지방이 많이 함유된 식품들

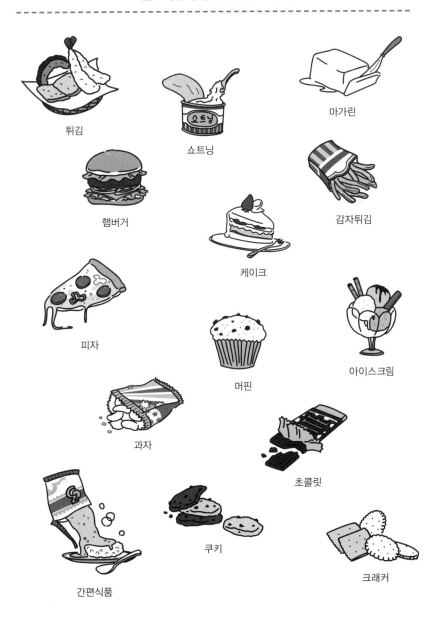

튀김

쇼트닝

마가린

햄버거

케이크

감자튀김

피자

머핀

아이스크림

과자

초콜릿

간편식품

쿠키

크래커

발표했다. 유럽에서는 트랜스지방을 '살인 지방'으로 취급하면서 트랜스지방이 일정 기준보다 많이 함유된 식품을 법적으로 제한하고 있다. 덴마크의 경우는 아예 트랜스지방의 사용을 금지했으며, 그 외 유럽 국가에서 생산되는 대부분의 마가린에는 트랜스지방이 들어 있지 않다. 미국 뉴욕시는 2008년 7월에 모든 조리 식품에서 트랜스지방을 배제할 것을 법률화했다.

이렇게 세계 각국에서 트랜스지방을 엄격하게 제한하는 이유는 트랜스지방이 심장병, 당뇨병 그리고 심근경색에 의한 돌연사의 원인이 되기 때문이다. 안타깝게도 아직 우리나라는 트랜스지방에 대한 규제가 엄격하지 않다. 2007년에 모든 가공식품에 트랜스지방 함량을 표시하는 것을 의무화하고, 트랜스지방의 함량을 총 지방량의 5% 이하로 규제하는 데 그치고 있다.

몸을 살펴보면
혈액이 오염됐는지를
알 수 있다

    혈액이 오염됐는지 아닌지를 정확하게 알려면 혈액 검사를 해봐야 하지만 얼굴, 혀, 피부, 근육 등 몸 곳곳을 살펴보면 혈액의 오염 상태를 어느 정도 파악할 수 있다. 인체의 내부 상태는 늘 외부로 드러나기 마련이라 혈액이 오염됐다면 안색이 좋지 않다든지, 피로감이 가시지 않는다든지 하는 증상이 나타나게 되어 있다.

혀의 색과 모양이
변한다

혀의 상태를 살펴서 질병의 유무나 증상을 진단하는 것을 설진(舌診)이라고 한다. 예부터 선조들은 '혀는 심지묘(心之苗)이며 장기의 외후(外候)'라고 여겼다. 인체의 장기는 모두 혀를 통해서 그 상태를 알 수 있으며 혀를 통해 인체의 에너지 상태까지 알 수 있다고 본 것인데, 실제로 혀는 심장 다음으로 많은 혈액을 필요로 하는 곳이라 혀를 보면 혈액의 상태를 확인할 수 있다.

혀는 부위마다 각 장기의 상태를 보여주며(아래 그림 참조) 혀의 색, 모

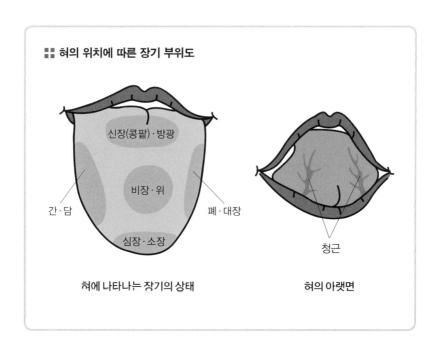

▪▪ 혀의 위치에 따른 장기 부위도

신장(콩팥)·방광

비장·위

간·담

폐·대장

심장·소장

청근

혀에 나타나는 장기의 상태

혀의 아랫면

양, 설태(舌苔), 윤기 등으로 몸의 건강 상태를 파악할 수 있다.

혈액 순환이 안 되면 혀로 공급되는 산소가 부족해지기 때문에 혀의 색에 변화가 나타난다. 일반적으로 혀가 지나치게 붉으면 몸에 열이 많다는 뜻이고, 반대로 너무 창백하면 인체의 기혈이 부족하다는 뜻이다.

혈액에 독소나 어혈이 많으면 혀의 색이 탁하고 황태, 흑태, 백태가 끼거나 일정 부분이 갈라진다. 혀에 흰색의 백태가 껴 있으면 소화장애를 의심해볼 수 있고, 황색으로 변했다면 간 질환과 변비가 있다고 볼 수 있다. 검은색의 흑태일 경우에는 항생제 과다 복용을 예측할 수 있다. 또한 설태 자체가 너무 두꺼우면 위염을 의심할 수 있다.

반면 선명하고 윤기가 있으면서 흰색이 섞인 혀는 건강한 혀이며, 혈액에도 큰 이상이 없는 것이다. 혀 아랫면에는 두 개의 혈관, 즉 청근(菁根)이 있다. 혀의 아랫면을 거울에 비췄을 때 청근이 맑은 푸른 빛이면 괜찮지만, 짙은 검은색이면 몸속에 독소가 많이 쌓여 있음을 의미한다.

손발이 저리고 여기저기 쑤신다

손발 저림으로도 혈액의 상태를 파악할 수 있다. 손발이 자주 저리면 혈액이 오염되었거나 혈관이 좁아졌거나, 저체온이거나, 냉증이 있는 것이다. 더 나아가 손발에 마비 증상이 있다면 뇌혈관 속의 독소를 의심해봐야 한다.

또한 어혈이 혈관을 타고 돌아다니므로 몸 여기저기가 쑤시고 아프거나 담이 들리기도 한다. 팔다리에 나쁜 혈액으로 인한 순환장애가 발생하면 팔다리가 뻣뻣해지고 저리거나 쑤시고 무력해진다. 이런 증상은 나이가 들어 자연스럽게 나타나는 노화 현상이라고 치부할 수도 있지만 분명 혈액 오염을 의심해야 하는 증상이다.

통증, 피로감, 어지럼증…
각종 증상이 있다

얼굴빛이 탁하거나 창백하고 윤기가 없는 경우, 눈 밑에 다크서클이 있거나 눈이 자주 충혈되는 경우도 혈액 오염과 관련이 깊다. 비염, 잇몸 염증도 마찬가지다. 근육 통증이 있거나, 충분히 자고 일어났는데도 개운하지 않고 피곤한 경우, 조금만 움직여도 피로감이 느껴지고 자꾸 눕고 싶은 경우도 모두 혈액 오염으로 인한 신체 증상이다. 어깨 결림, 두통, 어지럼증, 귀울림, 가슴 두근거림, 숨 가쁨, 신경통 등도 마찬가지다. 혈액이 오염되면 여성의 경우에는 생리불순, 생리통이 심해지고, 심지어 불임이 되기도 한다.

혈액이 오염되었다는 것은 끈적한 검붉은 피가 우리 몸을 돌아다닌 다는 이야기다. 먹은 것이 체해서 손을 따면 검붉은 피가 나오는 것처럼, 암 환자의 혈액도 검붉은 기운이 돌고 끈적한 경우가 많다. 각종 독소가 혈액의 색과 혈구의 상태, 점도를 악화시키기 때문이다.

혈액이 오염되었는지 아닌지는 이처럼 다양한 방법으로 알 수 있다. 하지만 진짜 문제는 혈액 오염을 방치하는 것이다. 피 해독을 하지 않는 이상 혈액은 저절로 깨끗해지지 않는다.

내 피가 내 몸을
위험에 빠뜨린다

혈액과 질병의 상관관계에 대한 심도 있는 연구를 한 의사가 있다. 혈액 전문의이자 내과 전문의인 타이요클리닉의 다카하시 히로노리 원장이다. 그의 책 《나를 살리는 피, 늙게 하는 피, 위험한 피》를 보면, 혈액이 몸의 상태를 빠르게 알려주며 처방과 치료에 있어서도 혈액의 상태가 상당한 도움을 준다고 한다.

그는 '생혈액 관찰법'을 통해 질병의 증상과 영상으로 보이는 혈액의 상태가 어떤 관련이 있는지를 설명했다. "건강한 사람의 혈액은 맑고 깨끗하지만 마비 증상, 뇌경색, 아토피, 두통, 비만 등의 만성질환자들의 혈액은 대부분 탁하고 끈적하며 걸쭉하다. 특히 정화력을 상실한 혈액의 경우 시커먼 플라크까지 보인다. 췌장암, 전립선암, 유방암 환자들의 혈액에서도 특정 적혈구의 변형이 일어나고 있음을 확인할 수 있다. 이렇게 '더러워진 혈액'은 당신의 건강을 위협하고 몸 전체를 병들게 할 가능성이 높다."

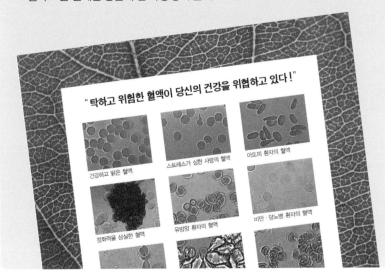

" 탁하고 위험한 혈액이 당신의 건강을 위협하고 있다 !"

건강하고 맑은 혈액

스트레스가 심한 사람의 혈액

아토피 환자의 혈액

정화력을 상실한 혈액

유방암 환자의 혈액

비만·당뇨병 환자의 혈액

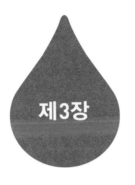

제3장

피가 더러워져
생기는 질병들

깨끗한 혈액이
건강의
근본

사람은 태어나서 죽을 때까지 수많은 질병들과 맞닥뜨린다. 감기에서부터 각종 감염 질환, 대사 질환, 때로는 치명적인 암까지 겪으면서 살아간다. 하지만 이러한 질병들의 공격도 거뜬히 막아내는 사람들이 있다. 이들이 각종 질병들을 막아내는 데는 다양한 의학적 요인이 있지만, 무엇보다 근본이 되는 요인은 몸 구석구석에 산소와 영양소를 충분히 공급하는 깨끗한 혈액이다.

한의학에 '만병일독(萬病一毒)'이라는 말이 있다. '만 가지의 질병이 한 가지 원인(독소)에 의해서 생겨난다'는 뜻인데, 여기서 말하는 한 가지 원인이란 오염된 혈액을 말한다. 몸속 장기들이 건강해야 우리 몸이 건강

한데, 장기들에 산소와 영양소를 공급해 건강을 유지할 수 있도록 하는
것이 혈액이기 때문이다.

자세히 말하면, 혈액은 음식물을 통해 섭취된 산소와 영양소를 싣고
혈관을 타고 가다가 각 장기에 산소와 영양소를 공급하고 이산화탄소

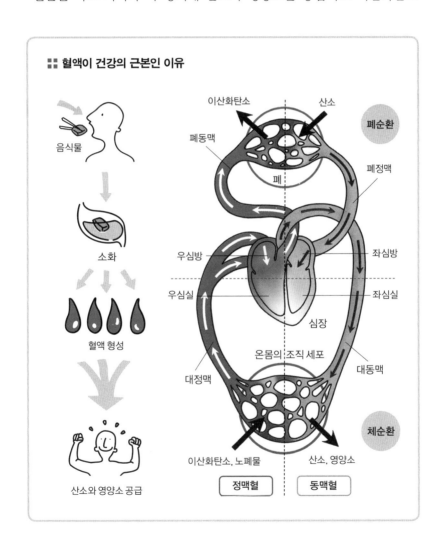

혈액이 건강의 근본인 이유

음식물

소화

혈액 형성

산소와 영양소 공급

이산화탄소 ← → 산소

폐순환

폐동맥

폐정맥

폐

우심방   좌심방

우심실   좌심실

심장

온몸의 조직 세포

대정맥   대동맥

이산화탄소, 노폐물   산소, 영양소

체순환

정맥혈   동맥혈

와 각종 노폐물을 받아 심장으로 되돌아와서 처리하고 다시 산소와 영양소를 공급받아 전신으로 보내는 일을 반복한다. 즉 혈액은 우리 몸에 산소와 영양소를 공급하고 이산화탄소와 각종 노폐물을 제거하는, 생명 유지의 핵심적인 기능을 수행한다. 이렇게 중요한 혈액이 오염되면 산소와 영양소를 제대로 공급하지 못해 장기가 오염되고, 오염된 장기는 각종 질병을 일으킨다. 이것이 '만병일독'의 원리이다.

혈액이 오염되면 인체는 각종 증상과 질병에 시달린다. 1차 증상은 정신적·육체적 피곤이 풀리지 않는 것이고, 2차 증상은 기미와 다크서클·아토피피부염·알레르기 등 피부의 이상 증상 외에 각종 장기나 관절의 염증, 손발 저림, 통증이 생기는 것이다. 이러한 증상이 계속되면 결석, 당뇨병, 고혈압, 고지혈증, 동맥경화와 같은 만성질환으로 발전한다. 즉 혈액이 탁해져서 혈관의 압력이 높아지면 고혈압이 되고, 혈액 속에 포도당이 많아지면 당뇨병이 되고, 혈액 속에 콜레스테롤이 많아지면 고지혈증이 되고, 혈관이 딱딱해지면 동맥경화가 된다. 심장혈관이 막히면 심근경색이 되고, 뇌혈관이 막히면 뇌경색이 된다.

또한 우리 몸에는 오염된 혈액이 지속적으로 순환하는 것을 막기 위해 쓰레기통을 만들어 한 곳에 보관하고 정화하는 장치가 있는데, 그것이 우리가 흔히 말하는 암이다.

이렇듯 혈액의 오염은 만성피로, 피부 질환, 염증, 통증, 결석, 당뇨병, 고혈압, 고지혈증, 동맥경화, 심근경색, 뇌경색, 암 등 대부분의 만성질환을 유발시키는 치명적인 원인이다. 뿐만 아니라 탁한 혈액은 체

혈액이 오염되면 나타나는 증상과 질병

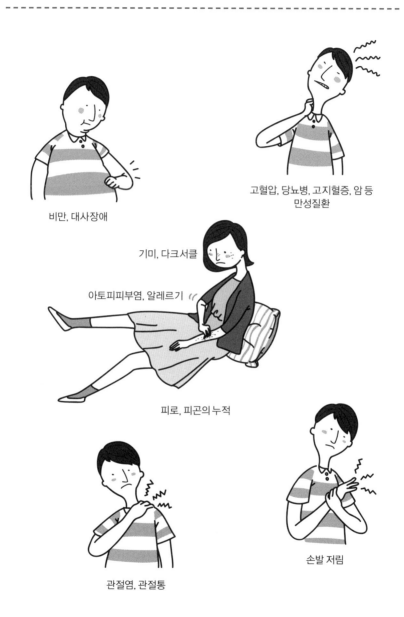

비만, 대사장애

고혈압, 당뇨병, 고지혈증, 암 등
만성질환

기미, 다크서클

아토피피부염, 알레르기

피로, 피곤의 누적

관절염, 관절통

손발 저림

내에 있는 각종 독소와 함께 대사장애와 비만을 일으키기도 한다.

이처럼 만성질환은 혈액의 상태와 깊은 관련이 있는 만큼 혈관을 깨끗이 유지하는 노력을 해야 한다. 이미 혈액이 오염됐다면 오염된 혈액을 다시 깨끗하게 정화하는 것이 건강을 지키는 가장 효과적인 방법이다. 많은 의사들이 식습관을 개선하고 꾸준히 운동하라고 조언하는 것도 혈액을 깨끗하게 하는 방법의 하나이기 때문이다.

특히 40대부터는 누구나 피 해독이 절실하다. 대부분의 만성질환이 40대부터 시작되고 50~60대에 절정에 이른다는 점에서 40대는 평생 건강을 지킬 수 있는 출발점인 셈이다. 그러나 최근에는 20대, 30대도 바쁜 생활과 스트레스, 잘못된 식습관으로 혈액이 오염되는 경우가 많으니 피 해독은 나이와 관계없이 모든 연령대가 해야 할 일이다.

암,
더러운 피가 모여
생기는 질병

우리 몸을 구성하고 있는 세포들은 분열하고 증식을 하다가 수명이 다하면 스스로 죽고 이를 대신할 새로운 세포가 탄생하는 과정을 끊임없이 반복한다. 그런데 어떤 이유로 정상적인 세포의 분열과 증식, 사멸을 유도하는 과정에 저항하거나 회피하는 돌연변이 세포가 생기면서 사멸하지 않고 계속 비정상적으로 증식해 볼록한 혹처럼 자리를 잡는 일이 생기는데, 이 혹을 종양이라고 한다. 종양은 양성종양과 악성종양으로 구분되며, 악성종양을 암이라 한다.

양성종양은 주변 조직이나 혈관을 침범하거나 파괴하지 않으며 다른 장기로 옮아가지 않아 종양 부위만 제거하면 큰 문제가 없다. 하지만 악성종양은 그 성질이 완전히 다르다. 세포의 성장과 분열을 조절하는 기능이 말을 듣지 않아서 제멋대로 분열하고 증식하는 것은 물론 주변 조직으로 파고들어 정상 세포를 파괴한다. 한마디로 '겁 없는 포식자'다. 게다가 시간이 지나면 혈관으로 침범해 림프절이나 혈액을 타고 다른 장기로 이동한 후 계속해서 돌연변이 세포를 만들어낸다. 이러한 암세포는 영원히 죽지 않는 성질을 가지고 있다. 일정 횟수 이상은 증식하지 않는 보통 세포와 달리 암세포는 조건만 맞으면 끝없이 증식한다.

암의 원인은 '암 환자의 수'만큼이나 다양한데, '자연이 인체에게 준 균형과 조화를 벗어나는 모든 원인'에 의해서 암이 발생한다고 해도 과언이 아니다. 그러면 어떤 이유로 이런 일이 생기는 것일까? 그것은 혈액 오염과 관련이 있다.

일반적으로 세포가 건강하기 위해서는 혈액이 충분히 공급되어야 한다. 혈액 속에는 각종 산소와 영양소가 녹아 있고, 각 장기는 이를 전달받아서 기능을 유지하기 때문이다. 그런데 다양한 이유로 혈액 순환이 잘되지 않거나 오염된 혈액이 세포에 공급되면서 문제가 발생한다. 세포가 오염될 뿐만 아니라 노폐물과 이산화탄소도 배출되지 않는다. 이런 환경은 암세포가 자랄 최적의 조건이다. 암 환자의 혈액이 건강한 사람의 혈액보다 좀 더 검고 끈적하다는 사실이 이를 증명한다.

자세히 말하면, 혈액 속 독소가 점점 늘어나서 감당할 수 없을 정도가 되면 우리 몸은 최종적인 자연치유 반응으로 오염된 혈액을 한 곳으로 고정하고 나머지 혈액을 정화하려는 장치를 만든다. 그 장치가 바로

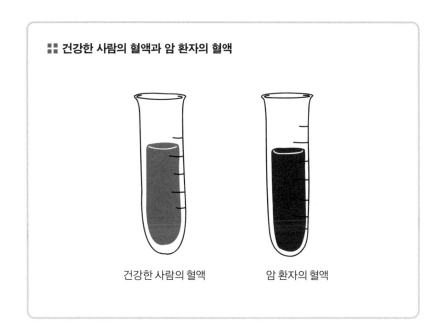

⠿ 건강한 사람의 혈액과 암 환자의 혈액

건강한 사람의 혈액   암 환자의 혈액

악성종양, 즉 암이다. 이것은 일본 동양의학계의 최고 권위자인 모리시타 게이이치 박사가 40년 전부터 자신의 전문 분야인 혈액생리학의 입장에서 주장해온 내용이다. 이런 상황을 잠재울 수 있는 근본 대책은 혈액을 깨끗하고 건강하게 하는 피 해독뿐이다. 우리 몸의 혈액이 깨끗하고 건강하며 산소와 영양소를 원활히 공급할 만큼 혈액 순환이 잘된다면 암이 생길 리 없고, 생기더라도 자라거나 전이되지 않을 것이다.

심혈관 질환,
혈관이 좁아지거나 막혀
생기는 질병

심혈관 질환은 심장과 주요 동맥의 혈관이 건강하지 못해 생기는 질병으로 고혈압, 관상동맥 질환, 뇌혈관 질환, 죽상동맥경화증, 심근경색, 협심증, 부정맥 등을 총칭한다.

심혈관 질환은 혈관(동맥)에서 일으키는 문제로 혈관 벽에 불순물이 쌓여서 혈관이 좁아지는 것을 말한다. 혈관이 좁아지면 심장은 그전보다 더 많은 힘을 들여서 혈액을 펌프질해 온몸으로 순환시킬 수밖에 없어 혈압이 높아진다. 그러다가 혈관 벽에 쌓여 있던 불순물이 떨어져나가 혈관을 막으면 신근경색이나 뇌경색이 생길 수 있고, 협심증을 겪을 수도 있다.

심혈관 질환은 특히 지방이 동맥 벽에 쌓여서 생기는 동맥경화와 관련이 깊다. 건강한 동맥은 두꺼우면서도 유연하고 탄력이 있다. 그러나 경화가 오면 동맥의 탄력이 서서히 떨어지다가 딱딱해져서 심장과 뇌 등 다른 주요 장기에 산소와 영양소를 원활하게 공급하지 못한다. 동맥경화는 수십 년에 걸쳐 자신도 모르게 진행되며, 결국 심근경색이나 심장마비를 일으키는 원인이 된다.

다음의 심혈관 질환들에 대한 설명을 보면 혈액의 오염이 원인임을 알 수 있다.

심장에 치명적인 관상동맥 질환

심장 근육에 산소와 영양소를 공급하는 혈관인 관상동맥(심장동맥)에 이상이 생겨 발생하는 질병이다. 협심증과 심근경색이 대표적이다.

관상동맥 질환이 어떻게 생기는지는 혈관을 파이프나 호스라고 생각하면 이해하기가 쉽다. 물이 깨끗하면 파이프나 호스 안의 물의 흐름이 원활하지만, 물에 노폐물이나 찌꺼기가 많이 섞여 있으면 파이프나 호스 안에 노폐물이 쌓여 물길이 좁아진다. 그러면 물의 흐름이 원활하지 않고, 파이프나 호스는 점점 탄력을 잃어 결국 미세한 균열이 발생한다. 이와 같은 일이 혈관에서도 일어나는데, 그로 인한 질병이 관상동맥 질환이다. 혈관에 생긴 미세한 균열에 콜레스테롤이 모여 침전물을 형성하는데, 이것들이 심장 근육에 공급되는 관상동맥의 혈류를 막아 심근경색(심장마비)을 일으키는 것이다. 즉 동맥경화로 좁아진 관상동맥에 붙어 있던 지방 찌꺼기가 혈전을 형성하고, 혈전이 혈액의 흐름을 막아 심장 근육이 괴사되면서 가슴 통증이 생긴다.

동맥경화로 인해 관상동맥이 좁아져 심장 근육에 필요한 만큼의 혈액이 공급되지 않으면 협심증이 생긴다. 심장은 많은 산소와 영양소를 필요로 하기 때문에 혈액이 충분히 공급되어야 하는데, 혈관이 좁아진 탓에 혈액이 심장 근육에 충분히 공급되지 못하면 가슴이 조이는 것 같은 통증이 생기면서 심장 기능이 저하되는 것이다.

혈전이 뇌혈관을 막아 생기는
뇌혈관 질환

혈액 내 콜레스테롤이 혈관에 난 미세한 틈새에 모여 침전물을 형성할 경우, 그 침전물이 부서져 뇌혈관으로 흘러들어갈 수 있다. 그러다 작은 동맥들이 막히고 뇌 조직으로 가는 혈액의 공급이 차단되어 뇌졸중을 유발할 수 있다.

뇌혈관 질환(뇌졸중)은 허혈성 뇌졸중과 출혈성 뇌졸중으로 분류된다. 허혈성 뇌졸중은 뇌에 혈액을 공급하는 뇌혈관이 동맥경화나 혈전에 의해 막혀서 생기는 혈류장애다. 출혈성 뇌졸중은 고혈압 등으로 뇌혈관에 출혈이 생기고 그로 인해 혈액 공급이 차단되어 생긴다.

심장, 뇌, 콩팥 등에 질병을 일으키는 죽상동맥경화증

혈관의 가장 안쪽 막인 내막에 콜레스테롤이 들러붙고 세포 증식으로 죽처럼 물컹한 죽종이 형성되면 혈관 벽이 거칠어지고 두꺼워지면서 딱딱해져 혈액 순환에 장애가 생기는데, 이것이 죽상경화증이다. 만약 죽종 주위를 둘러싼 섬유성 막(경화반)이 터지면 혈관 안에 혈전이 생기고 죽종 안으로 출혈이 일어나 혈관 내경이 급격히 좁아지거나 막힌다. 위와 같은 증상이 혈관의 중간층에 나타나는 것을 동맥경화증이라고 말한다.

죽상경화증과 동맥경화증을 합해 죽상동맥경화증이라 한다. 주로 심장에 혈액을 공급하는 혈관, 뇌에 혈액을 공급하는 혈관, 콩팥에 혈액을 공급하는 혈관 및 말초혈관에서 발생해 허혈성 심장 질환, 뇌졸중, 신부전, 사지허혈성 동맥 질환을 일으킨다.

심장의 수축과 이완이 불규칙한 부정맥

심장 근육이 수축과 이완을 규칙적으로 반복하면서 맥박이 나타나는데, 맥박이 불규칙하거나 속도가 너무 빠르거나 너무 느린 비정상적인 상태를 부정맥이라고 한다.

심장 근육이 규칙적으로 수축하려면 심장 내에 규칙적인 전기 신호를 발생시키고 그 신호를 심장 전체로 전달하는 전기 전달 체계가 정상적으로 작동해야 하는데, 이 전기 전달 체계에 이상이 생기면 부정맥이 발생한다.

심장의 전기 전달 체계에 영향을 미치는 요인으로는 심근경색 등의 허혈성 심장 질환, 선천성 심장 질환, 심근증, 심장판막 질환, 약물 복용, 고도의 스트레스, 지나친 카페인 섭취, 과도한 음주, 흡연, 불충분한 수면 등이 있다.

여전히 많은 사람들이 각종 심혈관 질환에 대한 원인 치료보다 외과적 치료에 매달리고 있다. 미국에서는 1년에 최소 600억 달러(한화 61조 5,600억 원)를 외과적 방법에 의한 심혈관 질환 치료에 쓸 정도다. 하지만 현재의 외과적 치료법인 심장동맥혈관 성형술, 기계적인 혈관 확장술, 폐쇄된 심장동맥의 혈류를 증가시키기 위한 정맥 이식술 등은 그 효과가 의심스러운 것이 사실이다. 미국의 경우 세계 평균보다 10배나 더 많이 외과적 치료에 의존하지만 매년 거의 100만 명이 죽는다. 이 사실은 심혈관 질환에 대한 외과적 치료법이 큰 효과가 없다는 사실을 반증한다.

심혈관 질환은 대사 과정에 문제가 생기면서 발병한다. 대사 과정에 문제가 생기면 혈액이 오염되고, 오염된 혈액이 혈관을 망가뜨려서 이 모든 질병이 생겨나는 것이다. 따라서 근본적인 해결책은 외과적 치료가 아니라 피 해독이다. 아무리 수술로 혈관을 깨끗하게 하더라도 근본 원인이 제거되지 않으면 혈액은 또다시 더러워지고 혈관 역시 다시 막힐 수밖에 없다.

고지혈증,
혈액에 지방이 많아서
생기는 질병

　　고지혈증은 혈액 속에 지방이 많아져 뿌옇게 흐려진 상태를 말한다.
여기에서 지방은 콜레스테롤과 중성지방을 말한다. 콜레스테롤은 나
쁜 콜레스테롤로 불리는 LDL콜레스테롤과 좋은 콜레스테롤로 불리는
HDL콜레스테롤로 구분되는데, 고지혈증은 LDL콜레스테롤이 혈액 속
에 많이 있는 상태다. 일반적으로 혈액 검사에서 혈중 콜레스테롤 수치
가 240mg/dℓ 이상이거나 혈중 중성지방 수치가 150mg/dℓ 이상이면 고
지혈증으로 진단한다.

이롭기도 하고 해롭기도 한
콜레스테롤

콜레스테롤은 지방조직과 간을 비롯해 근육, 뇌, 혈액 등 체내에 넓게 분포한 지방의 한 종류이면서 인체의 60조 개나 되는 세포벽을 이루는 중요한 구성 성분이다. 콜레스테롤은 혈액에 용해되지 않고 지방단백질과 결합해 혈액 속으로 옮겨지는데, 약 10%가 혈액 속에 존재한다.

지방단백질은 지방질과 단백질의 복합체로, 콜레스테롤 등 물에 녹지 않는 지방을 혈액에서 잘 녹도록 도와 장기에서 장기로 이동하게 만드는 일종의 운반책이라고 할 수 있다. 지방단백질 중에서 고밀도 지방단백질 HDL은 세포막에 들어가지 않고 혈액 속을 이동하다가 다시 간으로 회수되는 반면, 저밀도 지방단백질 LDL은 세포의 표면에 도착하면 전용 입구를 통해 세포막으로 들어가 세포 내에 저장된다. HDL이나 LDL이나 콜레스테롤과 결합되지만 HDL은 체내의 과잉 콜레스테롤을 거둬들여 간으로 회수하는 역할을 하니 HDL콜레스테롤을 '좋은 콜레스테롤'이라 하는 것이다. 반면 LDL은 간에서 만들어진 콜레스테롤을 각 조직으로 운반하지만 과잉 상태가 되면 동맥경화를 일으키거나 촉진할 수 있어 LDL콜레스테롤을 '나쁜 콜레스테롤'이라 한다.

인체는 혈중 콜레스테롤 농도를 유지하기 위해 많은 신경을 쓴다. 콜레스테롤의 20~30%는 식사를 통해 얻고, 70~80%는 간이나 소장에서 합성해서 쓰기 때문에 콜레스테롤이 들어 있지 않은 식품을 먹어도 혈중 콜레스테롤 농도는 크게 달라지지 않는다. 자세히 말하면, 식품을 통해 콜레스테롤을 많이 섭취하면 간이나 소장에서 합성하는 양을 줄이고, 적게 섭취하면 간이나 소장에서의 합성량을 늘려서 혈중 콜레스테롤 농도를 매우 정밀하게 유지하는 것이다. 또한 혈중 콜레스테롤의 농도는 다른 장기의 필요에 따라서 잘 조절되고 맞춰진다.

혈중 콜레스테롤 농도는 계절과 성별, 연령에 따라 차이가 난다. 계절에 따른 변화를 보면 12월에서 2월 사이에 10~20% 정도 증가하는 경향이 있다. 이러한 현상은 여름보다 겨울에 비교적 기름진 식사를 많이 하면서 연소하고 남은 지방을 인체가 저장하기 때문인 것으로 분석된다. 성별과 연령에 따른 변화를 보면 30~40대에는 남성이 여성보다 혈중 콜레스테롤 수치가 다소 높으며, 여성의 경우 40대 후반에 폐경기를 거치고 나면 콜레스테롤 수치가 급격하게 증가해 남성과 같아지거나 높아진다. 이런 현상은 60대까지 이어진다. 또한 나이를 먹으면서 콜레스테롤 수치가 변화하는데, 남녀 모두 20대에는 정상이지만 40대 이후에는 점차 높아지다가 70세를 지나면 자연스럽게 낮아진다.

이처럼 인체가 혈중 콜레스테롤 농도를 정밀하게 조절하는 것은 체내에서 콜레스테롤의 역할이 상당히 중요하기 때문이다. 콜레스테롤은 세포벽을 구성하며, 여성호르몬과 남성호르몬 등 성호르몬을 생성하고, 부신에서 호르몬의 생성에 관여한다. 또한 담즙산을 만들어 지방의 소화를 돕는다. 따라서 혈중 콜레스테롤이 과도하게 부족하면 스트레스에 취약해지고 면역력도 떨어져 각종 질병에 걸리기 쉽다.

문제는, 이러한 자연스러운 인체의 변화를 모른 채 어느 날 건강검진을 받다가 고지혈증 진단을 받고 약을 먹기 시작하는 사람들이 많다는 점이다. 약을 먹으면 혈중 콜레스테롤 수치는 금세 정상치로 돌아오지만, 약에 의지하고 스스로 개선의 노력을 하지 않으면 약을 먹는 기간이 늘어나고 만만치 않은 약물부작용을 겪게 된다.

예비 에너지이지만 과하면 문제가 되는 중성지방

중성지방은 '트리글리세리드(triglyceride)'로도 불린다. 당질(탄수화물)이나 알코올을 원료로 간에서 합성된 중성지방은 근육이나 심장 등의 에너지원이 되고, 콜레스테롤과 마찬가지로 신체 기능의 유지와 활동에 '반드시 필요한' 성분으로 쓰인다.

우리 몸에서는 먼저 포도당을 에너지원으로 사용하고, 그래도 에너지원이 부족하면 중성지방을 소비한다. 그러나 활동량이 적거나 활동량 이상으로 지질이나 당질을 과잉 섭취하면 중성지방이 과다한 상태가 된다. 과잉 섭취된 당질은 포도당으로 분해되어 간에서 중성지방의 합성을 촉진하고, 에너지원으로 쓰다 남은 중성지방은 내장과 피하의 지방조직 등에 축적되고 일부는 혈액으로 방출된다.

중성지방은 원래 체내에 저장된 지방으로 피하지방, 내장지방이라고도 한다. 사실 중성지방은 인류가 생존을 위해 만들어놓은 저장용 에너지이다. 포도당이 부족할 때 언제든지 꺼내 쓸 수 있도록 만들어놓은 일종의 예비 에너지 저장 창고인 셈이다. 그러나 비상시를 대비해야 했던 조상과는 달리 오늘날 우리는 언제 어디서나 풍족하게 식사하고 일상에서 소비하는 에너지 이상으로 음식을 먹는다. 우리가 섭취한 음식은 체내에서 에너지로 소비되지만, 다 소비되지 못하고 남은 여분이 글리코겐으로 바뀌어 간에 축적된다. 이것이 중성지방이다. 중성지방은 LDL콜레스테롤의 생성을 돕고 HDL콜레스테롤의 분해를 촉진해 혈중 중성지방의 농도를 높이고 비만과 지방간 등 각종 만성질환의 원인이 된다.

고지혈증의 주범으로 지목되는 것이 탄수화물의 과잉 섭취다. 탄수화물은 우리 몸에서 소비되고 남은 양이 지방으로 변하기 때문에 필요 이상으로 탄수화물을 섭취할 경우 혈중 중성지방 농도가 올라갈 수밖에 없다. 고지혈증을 제때 해소하지 않고 방치하면 혈관은 점점 좁아져 심장 질환과 동맥경화로 이어지고, 알츠하이머나 치매가 올 수도 있다.

콜레스테롤의
이로운 역할

혈중 콜레스테롤 농도는 지능과 매우 관련이 높은 것으로 알려져 있다. 미국 노스캐롤라이나대학교의 한 연구팀이 소방대원들을 대상으로 연구한 결과, 혈중 콜레스테롤 농도가 높은 사람은 낮은 사람보다 작업 수행 능력이 우수하며 책임감이 강하고 사교성도 있었다. 핀란드 헬싱키대학교의 연구 결과, 사기범 같은 지능범은 폭력범에 비해서 혈중 콜레스테롤 농도가 높았다. 또한 혈중 콜레스테롤 농도가 낮으면 행복 물질로 알려진 세로토닌이 뇌세포에서 제대로 이용되지 않아 정서 불안 및 반항성·폭력성이 늘어나고, 교통사고나 살인을 저지르거나 자살할 확률도 높다는 사실이 밝혀졌다.

최근에는 혈중 콜레스테롤 농도가 높을수록 장수한다는 데이터가 국내외에서 다수 발표되었다. 대표적인 장수 국가 일본에서 1980년에 일본 국민영양조사 대상자 1만 명을 14년간 추적 조사한 결과, 건강하게 장수한 사람들의 혈중 콜레스테롤 농도는 240~259mg/㎗ 정도였다. 일본 이바라키현에서 40~79세의 남녀 10만 명을 1993년부터 5년간 추적 조사한 결과, 혈중 콜레스테롤 농도가 낮을수록 암으로 인한 사망률이 높았다.

우리가 나쁜 콜레스테롤이라 부르는 LDL콜레스테롤에 관한 연구는 더욱 놀라운 사실을 전한다. 여러 동물 실험을 통해 증명된 바에 의하면, LDL콜레스테롤의 농도가 높을 경우 대장균은 물론 식중독을 일으키는 살모넬라균 등에 감염되었을 때 비교적 빨리 낫는다. 실제 LDL콜레스테롤이 높은 그룹과 낮은 그룹 모두에게 살모넬라균을 주입했을 때 LDL콜레스테롤 수치가 정상치보다 7배나 많은 그룹은 살모넬라균으로 인한 사망률이 겨우 5%인 데 반해, LDL콜레스테롤의 수치가 낮은 그룹은 전부 죽고 말았다. 뿐만 아니라 LDL콜레스테롤이 높은 그룹은 낮은 그룹에 비해 대장과 폐에 99~99.9%나 병원균이 적었다. 이러한 현상을 지켜본 과학자들은 LDL콜레스테롤이 병원균이나 세균을 장기에 달라붙지 못하게 하는, 인체를 보호하는 기능을 한다고 결론지었다.

즉 나쁜 콜레스테롤도 인체에서 하는 역할이 있으니 그 수치가 높다고 해서 무조건 고지혈증약을 복용해서는 안 된다.

고혈압,
혈액을 더 세게 보내려다
생기는 질병

당뇨병과 함께 대표적인 만성질환으로 꼽히는 것이 고혈압이다. 서양의학에서는 고혈압을 질병으로 규정짓고 일정 기준 이상으로 혈압이 오르면 고혈압이라 진단한다. 하지만 한의학에서는 혈압을 외부 자극에 따라 수시로 변하는 인체 현상으로 보고 근본 원인을 해소하는 치료를 한다.

한의학에서 고혈압을 '인체의 자연스러운 현상'이라고 보는 이유는 무엇일까?

고혈압은 인체의
항상성 유지 현상

평소에 심장은 펌프 작용을 통해 혈액을 '정상 압력'으로 전신에 공급한다. 그런데 어떤 요인으로 정상 압력으로는 혈액을 공급할 수 없게 되면 기존의 혈액 순환을 유지하기 위해 펌프 작용의 압력을 좀 더 높이는데, 그 영향으로 고혈압이 생긴다. 그러므로 고혈압은 혈액 순환을 정상화하려는 인체의 항상성 유지 현상이라고 보는 것이다. 배가 고프면 꼬르륵 소리를 내서 음식을 먹게 하고, 몸의 에너지가 부족하면 피곤함을 느껴 잠을 자게 하는 인체의 작용과 별반 다를 것이 없다. 즉 고혈압은 질병이 아니라는 이야기다.

고혈압은 '본태성 고혈압(1차성 고혈압)'과 '속발성 고혈압(2차성 고혈압)'으로 구분된다. 고혈압의 90~95%는 분명한 원인을 모르는 본태성 고혈압이다. 원인을 모르니 서양의학에서는 혈압약으로 혈압을 내리는 대증요법을 쓸 수밖에 없다. 상당수 사람들이 원인도 모른 채 혈압약을 먹고 있는 것이다. 고혈압의 5~10%는 속발성 고혈압이다. 심장이나 신장 이상, 혈관 이상, 부신 질환, 갑상선 질환 등의 영향으로 혈압이 높아지므로 원인을 치료하면 혈압이 정상화된다.

본태성 고혈압과 속발성 고혈압 외에 '고혈압 긴급증'이 있다. 혈압이 180/110mmHg 이상으로 급격히 올라서 그대로 방치하면 장기가 빠른 시간 내에 치명적인 손상을 입어 생명이 위태로워질 수 있는 상태를 말한다. 이 경우에는 혈압만 체크할 것이 아니라 관련 장기의 장애 정도까지 정확히 파악해야 한다.

고혈압 긴급증과 같이 절박한 상태가 아니라면 혈압을 약으로 즉시 내려야 하는 경우는 거의 없다. 혈압약을 먹어야 하는 사람은 다른 질병으로 인해 혈압이 급격히 올라가는 속발성 고혈압 환자들과 극소수의 고혈압 긴급증 환자들뿐이다.

혈압이 오르는
진짜 이유

고혈압이 인체의 항상성 유지 현상이라지만, 그 정도가 심하면 심장을 비롯한 여러 장기가 손상을 입을 수밖에 없다. 그런 상황을 예방하려면 혈압이 오르는 진짜 원인을 찾아 제거하는 것이 좋다.

태생적으로 특정 장기가 약해서

고혈압의 원인은 사람마다 다르다. 어떤 이는 신장에 문제가 있어서, 어떤 이는 심장에 문제가 있어서, 어떤 이는 소화계통에 문제가 있어서, 이떤 이는 기혈(장기에 에너지를 공급하는 에너지원)의 노화로 고혈압이 생긴다. 이는 선천적으로 약한 장기가 고혈압을 일으키는 주된 원인임을 말해준다.

약한 장기가 있으면 인체는 그 장기로 기혈을 많이 흘려보내서 그 장기를 보호한다. 즉 인체를 질병으로부터 보호하기 위해 약한 장기에 많은 혈액을 빠르게 공급하는데 그 과정에서 혈압이 높아진다. 이처럼 고혈압은 생명을 지키려는 자연스러운 인체 현상이지만, 약한 장기가 있다는 것은 고혈압뿐만 아니라 그 외의 많은 질병을 일으키는 중요한 요인이 될 수 있다.

흡연으로 인한 만성 일산화탄소 중독

담배를 피우면 말초혈관이 수축해서 혈압이 올라간다. 흡연 기간이 길수록 '만성 일산화탄소 중독' 상태가 되고 동맥경화, 뇌졸중, 협심증, 심근경색증이 일어날 수 있다. 이는 담배에 함유된 니코틴 등의 유해물질이 교감신경을 항진시키기 때문이다. 교감신경이 항진해 몸이 긴장 상태가 되면 혈관이 수축하거나 아드레날린 등 혈압을 상승시키는 물질의 분비가 많아져 결국 혈압이 오른다.

과도한 음주

일반적으로 술을 적당량 마시면 혈압이 내려가지만, 적은 음주량에도 맥박이 빨라지고 가슴이 울렁거리며 얼굴빛이 창백해지는 사람은 혈압이 오를 수 있다.

술을 마실 때는 알코올 함량과는 별도로 칼로리에도 유의해야 한다. 알코올 1g의 칼로리는 7kcal다. 순한 맥주 1병이 100kcal이며, 도수가 높은 술일수록 칼로리가 높다. 예를 들어, 청주 1컵(180ml)과 밥 1공기는 칼로리가 비슷하다. 과도한 음주는 칼로리의 과잉 섭취로 이어져 살을 찌우고 결국 고혈압을 부른다.

안주도 비만의 원인이 되므로 주의해야 한다. 술안주는 대체로 짜고 기름지고 매운 편이다. 안주를 많이 먹으면 염분의 과잉 섭취로 혈압이 올라가고 뇌졸중이 생길 수 있다.

그러니 고혈압이 있거나 예방하고 싶다면 술은 적당히 마셔야 한다.

심한 기온차

요즘은 난방이 잘되어서 한겨울에도 실내 온도를 20℃ 이상으로 유지할 수 있다. 따뜻한 실내 온도는 고혈압 환자에게 문제되지 않지만, 외부와의 기온차가 클 경우에는 혈압에 나쁜 영향을 미친다.

예를 들어, 따뜻한 실내에 있다가 갑자기 영하의 온도에 신체가 노출되면 말초혈관이 수축하고 땀구멍이 막혀 외기(인체 외부의 온도·습도·기압·풍량)와 내기(인체 내부의 온도·습도·기압·풍량)에 혼란이 생기면서 혈압이 크게 올라간다. 경우에 따라 200mmHg 이상으로 급격하게 올라가기도 한다.

배변 시의 압력

옛날에는 쪼그리고 앉아서 변을 보았으므로 힘이 다리로 분산되어 혈압이 머리 쪽으로 상승하는 것을 막았다. 하지만 지금의 좌변기에서는 몸 아래쪽에 힘을 주면 그 힘만큼 반작용의 힘이 머리 쪽으로 올라간다. 그러면 배변 시 혈압이 200mmHg 이상으로 올라갈 수 있다.

비만

미국 미시건대학교 의사인 앨러 웨더와 그의 동료 니콜라스 쇼크는 음식에 포함된 다량의 염분 때문에 고혈압이 생긴다고 보지 않았다. 그 대신 운동 부족과 고칼로리 음식의 섭취로 점점 비대해지는 몸을 유지하기 위해 혈압이 높아진다고 분석했다. 그러면서 "혈압은 혈관, 모세혈관의 길이와 관계가 있다. 체중 조절만 잘해도 혈압은 떨어진다"라고 말했다.

극심하고 지속적인 스트레스

심장의 활동이나 혈압은 자율신경계(교감신경, 부교감신경)에 의해서 통제되므로 인위적으로 조절할 수 없다. 교감신경이 항진되면, 즉 긴장하고 스트레스를 많이 받거나 불안한 생활이 지속되면 수축력과 박동이

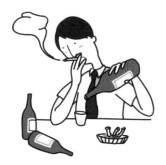

과도한 음주, 흡연

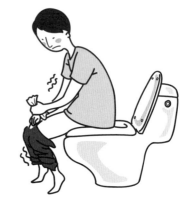

배변 시의 압력

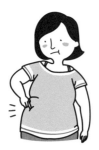

비만

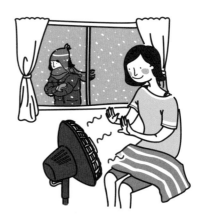

심한 기온차

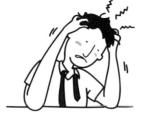

과도하고 지속적인 스트레스

증가해 혈압이 상승한다. 반대로 몸의 긴장이 풀려서 부교감신경이 항진되면 혈압은 낮아진다. 예를 들면, 화를 내거나 오랫동안 긴장해 있거나 초조하고 불안한 생활이 지속되면 혈압은 상승하고, 평정심을 되찾고 안정되면 혈압은 정상이 된다.

당뇨병,
혈액에 포도당이 남아
생기는 질병

당뇨병은 혈액 속 포도당 수치가 높은 질병으로 병원에서는 공복혈당 100mg/dℓ 이상, 식후 2시간 혈당 200mg/dℓ 이상인 경우를 당뇨병이라고 진단한다.

당뇨병은 우리나라에서 환자 수가 눈에 띄게 증가하면서 '국민병'으로 불리고 있으며, 전 세계적으로도 당뇨병 환자가 급증하고 있다. 세계보건기구의 당뇨병에 관한 보고서에 따르면, 현재 전 세계에는 적어도 1억 8,000만 명의 당뇨병 환자가 있으며, 2030년이 되면 3억 6,000만 명으로 급증할 전망이다.

사실 당뇨병은 당뇨병 합병증으로 인한 사망의 위험성이 높은 무서운 질병이다. 선진국에서는 당뇨병 환자의 약 절반이 심혈관 질환으로 사망했으며, 전체 환자의 50% 정도에서 신경장애가 관찰됐다. 뿐만 아니라 당뇨병은 대혈관, 미세혈관 등 몸 전체의 혈관을 손상시킨다. 신경 장애는 감각 기능 상실, 호흡·소화·심장박동 등의 기능을 조절하는 자율신경계의 손상, 남성의 경우 발기부전의 주요 원인이 된다. 당뇨병성 망막증은 눈의 망막에 손상을 입혀 실명을 초래하고, 합병증이 하지(다리) 혈관에 발병하면 당뇨발이라는 질환이 되어 비외상성 하지 절단의 가장 큰 원인이 된다.

그런데 당뇨병은 왜 생길까?

문제는
인슐린의 작용

우리가 식사를 통해 섭취하는 영양소 중 탄수화물은 포도당으로 분해되어 혈관으로 들어가 세포로 전달된 뒤 대사 과정을 거쳐 우리가 활동하는 데 필요한 에너지의 원천이 된다. 이때 췌장에서 분비된 인슐린이 포도당을 세포 속으로 보내는 전달자 역할을 하는데, 어떤 이유로 췌장이 인슐린을 제대로 생산하지 못하거나 인슐린이 제대로 작용하지 못하면 포도당이 세포 속으로 들어가지 못한 채 혈액에 남아 비정상적인 고혈당 상태인 당뇨병이 되고 만다. 즉 인슐린의 포도당 조절 작용이 정상적으로 이루어지지 않아 발생하는 대사장애가 당뇨병이다.

즉 당뇨병은 몸에서 만들어내는 인슐린이 선천적 또는 후천적으로 부족해져서 생기는 만성질환이다. 선천적으로 몸에서 인슐린을 생성하지 못해 생기는 것이 제1형 당뇨병이고, 인슐린은 생성되지만 몸이 인슐린에 제대로 반응하지 못해 생기는 것이 제2형 당뇨병이다.

인슐린은 포도당을 세포 안으로 들어가도록 문을 열어주는 열쇠와 같다. 예전에는 제2형 당뇨병의 원인을 췌장이 인슐린을 충분히 만들지 못했기 때문이라고 생각했는데, 당뇨병은 인슐린이라는 '열쇠'는 물론 '자물쇠', 즉 세포막의 수용체에도 문제가 있다는 사실이 최근에 밝혀졌다. 이 수용체가 인슐린에 저항하는 바람에 포도당이 세포 안으로 충분히 들어가지 못하고, 췌장은 계속 인슐린을 생산하도록 명령하지만 인슐린이 제 기능을 하지 못해 혈액 내에 포도당이 너무 많아지게 되는 것이다. 이렇게 보면 당뇨병도 큰 의미에서는 인체의 생명 활동에 필요하기 때문에 생기는 증상으로 이해할 수 있다.

발기부전,
원활하지 않은 혈액 순환이 원인

발기부전은 남성이 나이 들어서 생기는 질병이라 생각하지만 20대 남성도 발기부전으로 병원을 찾는 경우가 많기 때문에 '노화에 따른 질병'으로만 볼 수 없다. 특히 20대 남성의 발기부전은 단지 성생활이 힘든 것에 그치지 않고, 몸에 심각한 이상이 있다는 아주 중대한 신호다. '지금 몸 상태가 너무 안 좋으니 2세를 낳으면 절대 안 된다'라고 인체가 말하는 것이다.

발기부전도 혈액과 큰 관련이 있다. 발기력은 남성의 건강과 혈액 상태를 알 수 있는 바로미터다. 발기는 다량의 혈액이 성기로 한꺼번에 몰려 갑자기 단단해지고 커지는 현상인데, 어떤 이유로 혈관이 건강하지 못하거나 혈액에 독소나 포도당, 지방이 많아서 혈액 순환이 원활하지 않으면 발기부전이 된다. 그러니 고혈압, 당뇨병, 고지혈증, 비만인 사람들에게 발기부전이 생기는 것은 너무도 당연한 일이다. 이들은 모두 탁한 혈액과 건강하지 못한 혈관을 가지고 있다는 공통점이 있다.

발기부전을 치료하는 데 있어 가장 잘못된 방법은 비아그라와 같은 약을 먹는 것이다. 이런 약들은 증상을 일시적으로 개선할 수는 있어도, 발기부전을 근본적으로 개선하지 못한다. 게다가 나중에는 약에 내성이 생겨서 일시적인 증상 호전 효과도 거둘 수 없게 된다. 또 지속적으로 약을 먹어 혈관을 확장하게 되면 또다른 부작용이 생길 가능성이 높아진다. 갑자기 성기로 혈액을 보내야 하기 때문에 심장이나 뇌로 가는 혈액이 줄어들고 에너지도 급격하게 소모된다. 특히 심혈관 질환이나 뇌 질환 환자의 경우에는 혈액을 빨리 보내려다 보니 심장, 뇌, 콩팥에 부담을 준다. 약에 중독되기라도 하면 약 없이는 성관계에 자신을 갖지 못한다.

그러므로 발기부전도 피 해독을 통한 근본적인 치료가 중요하다. 혈관이 개선되고 순조롭게 혈액이 순환되면 발기부전은 자연스럽게 나을 수 있다.

비만,
혈액에 독소가 쌓여
생기는 질병

　현대인에게 비만은 큰 질병이다. 30~40년 전만 해도 몸에 살집이 두둑하면 여유 있어 보인다고 생각했다. 하지만 이제 비만은 고혈압, 당뇨병, 고지혈증, 암 등 수많은 질병을 부르는 원인으로 밝혀져 피해야 할 질병으로 자리잡았다.

　비만은 식습관과 생활습관의 영향을 크게 받는 질병이다. 특히 30세 이후로는 체중이 매년 0.5~1kg씩 증가하기 때문에 나이가 들수록 의식적으로 체중 관리에 신경 쓰지 않으면 어느 새 비만이 되고 만다. 그러니 식습관과 생활습관을 반드시 개선해 비만을 예방하거나 치료해야 한다.

비만은 혈액 상태에 영향을 준다. 인체는 해독 능력이 있어서 체내 독소를 소변과 대변, 땀, 호흡 등으로 배출하는데, 어떤 원인으로 독소가 배출되지 못하고 지방세포에 남으면 정상적인 대사 작용이 일어나지 못해 신진대사가 활발하지 않고 지방세포의 분해도 원활하지 않아 쉽게 살이 찌고 잘 빠지지도 않는다. 체내에 쌓이는 각종 독소는 공기, 피부 등으로도 유입되지만 주로 음식 섭취로 유입된다. 음식물을 섭취할 때 영양소 외에 독소도 함께 섭취하기 때문이다. 몸속에서 이러한 독소에 가장 먼저 반응하는 것이 혈액이다. 그 결과 혈액이 탁해지고 혈액의 흐름이 나빠져 각종 질병에 걸리는 것이다.

이런 상황에서 벗어나는 방법은 피 해독으로 체내 독소를 없앤 뒤에 식이요법과 운동을 병행하는 것이다. 그러면 자연스럽게 요요현상 없이 살도 뺄 수 있다.

비만에서 벗어나려면 체온 관리도 신경 써야 한다. 체온이 상승하면 신진대사가 활성화되고 에너지 소비가 늘어나 저절로 다이어트가 된다. 반면 몸이 차가우면 우리 몸은 체온을 올리기 위해 우수한 단열재인 지방을 축적하므로 살이 찌게 된다.

피 해독을 경험한 많은 환자들이 공통적으로 하는 말이 있다. "다이어트는 별로 신경 쓰지 않았는데 덤으로 살이 빠졌다"이다. 적게는 3kg, 많게는 8kg 이상 살이 빠졌다. 그것도 단 3주 만에 말이다. 프로젝트 참여자들은 비만은 물론 고혈압, 고지혈증, 당뇨병, 뇌경색 등으로 고생하던 사람들이었다. 그들은 피 해독을 시작할 때 다이어트보다는 만성질환이 낫기를 원했다. 그런데 피가 해독되어 건강한 몸이 되자 자연스럽게 살이 빠졌던 것이다.

이제는 비만과 다이어트에 대한 인식을 바꿔야 한다. 아무리 운동을 하고 식이요법을 철저히 하더라도 체내 독소가 먼저 제거되지 않으면 노력이 물거품이 된다는 것을 명심해야 한다. 깨끗한 물을 더러운 그릇에 담으면 결국 그 물마저 더러워지는 것과 마찬가지 원리다. '만병의 근원'이라고 불리는 비만에서 벗어나고, 더 나아가 건강까지 얻으려면 반드시 피 해독이 선행되어야 한다.

혈액 검사,
자주 해야 할까?

통상적으로 하는 혈액 검사로 혈당 수치, 혈중 콜레스테롤 수치, 혈구 수치, 전해질 상태, 간 기능 등 20가지가 넘는 세부 항목의 수치를 알 수 있다. 건강한 사람도 이 중 최소 한 가지 이상에서 비정상 수치를 보일 가능성이 있으며, 50세가 넘었다면 그럴 가능성은 매우 높다.

그렇다고 해서 혈액 검사를 자주 하는 것은 추천하지 않는다. 특별한 질병이나 불편한 자각 증상이 있어서 하는 혈액 검사의 경우 질병이나 증상의 원인을 찾는 데 도움이 되지만, 질병을 조기 진단하기 위해 하는 검사는 전혀 도움이 되지 않을 가능성이 많기 때문이다.

한마디로, 건강 상태를 알아보기 위해 하는 조기 검진이나 혈액 검사는 양날의 칼이 될 수 있다. 검사가 많아지면 그만큼 치료의 가능성이 커지고, 환자들에게 경제적·정신적 부담을 주기 때문이다. 또한 병원에서는 혈압 수치, 혈당 수치, 혈중 콜레스테롤 수치가 정상치보다 높으면 무조건 약을 처방하는데, 아무런 증상과 이상이 없는데도 질병의 가능성이 있다는 이유로 약을 복용하는 것은 더 큰 문제를 만들 수 있다.

이런 상황을 보고 있자면 이 많은 검사들은 진정 누구를 위한 검사인지가 궁금해진다. 환자를 위한 검사도 많지만, 의사나 제약회사를 위한 검사인 경우도 많기 때문이다.

혈액 검사 외에 근래 많이 하는 검사 중에 대장내시경이 있다. 대장내시경을 하면 대장 속 폴립을 발견할 가능성이 크다. 대장 폴립은 50대 이후의 사람들 중 3분의 1이 가지고 있다. 그런가 하면 전립선 조직 검사를 통해 작은 종양까지 발견해 전립선암이라고 진단하는데, 전립선암은 PSA(전립선 특이항원) 수치가 정상인 남성들에게도 많이 나타나는 질병이다. 게다가 작은 폴립이나 종양은 생활하는 데 큰 지장을 주지 않으니 이런 검사들은 신중히 생각해서 결정해야 한다.

서양의학의 검진 기술은 엑스레이, CT, MRI를 통해 작은 해부학적 이상을 찾아내고 생화학적·유전적 측면에서 나타나는 세밀한 변화까지 추적할 수 있을 만큼 발달했다. 그런데 이러한 검진 기술이 건강한 사람들에게도 정말 필요한 것일까? 기술의 발전이 과잉 진단과 치료를 부르는 것은 아닐까?

혹자는 더 많은 사람들을 검진하고 치료하는 것이 수명 연장을 위해 우리가 치러야 할 비용이라고 말한다. 이러한 논리는 수명이 더 길어진 이유가 오직 조기 검진과 치료 때문이라고 가정하는 태도에서 비롯된다. 하지만 인간의 수명이 길어진 배경에는 상하수도의 설치로 청결해진 환경, 풍족한 식생활, 규칙적인 운동 등이 있다. 몇 년 전 과학 전문지 〈뉴턴〉에 일본의 학자가 쓴 "혈액 검사를 비롯한 건강검진은 절대 하지 말라"는 글이 실렸는데, 그 말이 정답일 수 있다. 즉 아프지 않거나 증상이 없을 때 하는 검진은 의미 없는 검진일 뿐이다.

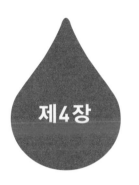

제4장

약으로는
만성질환이
낫지 않는다

피 해독은
결코 약으로 되지
않는다

　몇 년 혹은 몇 십 년간 약을 복용해온 만성질환자들이 제일 먼저 하는 질문이 있다.

　"정말로 더 이상 약을 먹지 않아도 되나요?"

　이렇게 물어보는 대부분의 환자들은 필자의 전작《고혈압 치료, 나는 혈압약을 믿지 않는다》를 읽은 독자들이다. 그다음에 이어지는 질문도 거의 비슷하다.

　"병원 약을 몇 년(혹은 몇 십 년)째 먹고 있는데 정말 지긋지긋합니다. 정말 책에 있는 대로 하면 약을 끊을 수 있나요?"

　병원에 가면 모든 질병이 깨끗이 나을 것으로 기대하지만, 만성질환의 치료에 관해서는 병원, 즉 서양의학도 뾰족한 수가 없는 것이 현실이다. 그동안 서양의학은 과학의 발전에 힘입어 빠른 속도로 발전했다. 사람이 저지를 수 있는 실수마저 허용치 않기 위해 로봇 수술까지 도입했으나 장점이 있으면 단점이 있기 마련이다. 서양의학은 인체마저 기계적으로 분석해서 문제가 생기면 없애는 방식을 택했다. 그 과정에서 개인이 처한 환경이나 체질은 고려하지 않은 채 '표준화된 치료법'에 의해 수술과 처방을 한다. 사람을 살리는 '의술(Art of Medicine)'이 '의학(Medicine)'으로 변질되고 만 것이다.

세계적인 심장내과 의사이자 핵전쟁방지 국제의사회(IPPNW)의 대표로서 노벨 평화상을 수상한 버나드 라운은 《치유의 예술을 찾아서》라는 저서에서 서양의학의 기업화와 기계화에 대해 이렇게 비판했다.

"45년간 의사 생활을 하며 느낀 것은 의술이 매우 중요한 무언가를 잃어가고 있다는 점이다. 이제 의료 행위는 상업화되었다. 3,000년 동안 의사와 환자 사이를 신뢰로 묶어주던 전통이 새로운 관계로 대체되었다. 치유(healing)는 처치(treating)로 대체되었고, 치료(caring) 대신 관리(managing)가 중요해졌으며, 환자의 말에 귀 기울이던 의사는 사라지고 그 자리를 의료 장비가 대신하고 있다. 이런 관계에서 고통받는 인간인 환자라는 존재가 잊혀지고 말았다. (중략) 치유할 때는 과학이 간과되면 안 되지만 너무 과학에 치우쳐서도 안 된다. 즉 치유를 위해서는 예술과 과학이 동시에 필요하며, 신체와 정신을 함께 살펴야 한다."

약 처방 역시 의술과 멀어지고 있다. 만성질환자들은 장기간 약을 복용하도록 처방받는데, 그 약들은 혈압을 내리거나 혈당을 내리는 등 눈에 보이는 증상을 억제하는 작용만 한다. 서양의학에서는 약을 처방할 때 질병이 생긴 근본 원인이나 환자의 체질은 고려하지 않은 채 증상 억제에 초점을 맞추기 때문이다. 문제는, 약이 꼭 필요한 경우도 있지만 인체는 화학적으로 합성된 약을 이물질 또는 침입자로 받아들인다는 점이다. 게다가 어떤 약이든 치료 효과가 있으면 반드시 독성이 있기 마련이라 장기 복용할 경우 부작용을 겪게 된다.

우리나라는 세계에서 약제비가 가장 높은 나라다. 서양의학이 우리나라보다 발달한 미국의 경우 전체 의료비 중 약제비 비중이 10%에 불과하지만 우리나라의 경우 건강보험 총지출에서 약제비가 차지하는 비중이 30%를 넘었다. 이렇게 약에 지출되는 비용이 크다 보니 의료비로 인한 경제적 부담은 점점 더 커져 노령 인구의 건강을 위협하고 있다.

만성질환은 결코 약으로 낫지 않는다. 약을 먹으면 증상이 '억제'될 뿐 질병이 '치료'되지 않는다. 질병을 낫게 하는 비결은 피 해독과 더불어 식습관과 생활습관을 개선하는 것이다. 올바른 식사, 충분한 수면, 알맞은 운동, 과로와 스트레스 해소가 치료의 핵심이다. 피 해독과 습관 개선을 제쳐두고 '약을 먹어서 병을 고친다'는 생각으로 살면 약의 부작용에 시달리고 질병 치료는 더욱 멀어진다.

치료하기 위해
먹은 약이
오히려 내 몸을 해친다

그러면 만성질환 치료를 위한 약들은 어떤 부작용을 일으킬까?

고지혈증약이
근육과 뇌를 손상시킨다

전 세계적으로 혈중 콜레스테롤을 낮추는 고지혈증약이 많이 소비되고 있다. 환자들은 이러한 약을 안전하다고 생각하고 처방전대로 복용하는데, 실제로는 많은 부작용이 보고되고 있다.

고지혈증약은 인위적으로 혈액 속 지방을 줄이는 역할을 하지만 그 과정에서 인체의 다른 부분에도 영향을 미친다. 가장 먼저, 근육에 영향을 미친다. 근육이 약화되거나, 근육에 질병이 생기거나, 근세포의 독성 성분이 혈액으로 방출되어 신부전증을 비롯한 여러 치명적인 부작용을 일으킬 수 있다. 고지혈증약을 장기간 복용하면 근육통, 가슴 통증, 불면증, 발기부전으로 고생할 수 있다.

고지혈증 치료제로 많이 쓰이는 스타틴(Statin)의 경우 복용한 지 한 달쯤 지나면 어깨와 허벅지 근육에 통증이 생기는 등 환자의 5~10%에서 근육 손상이 나타난다. 고지혈증과 함께 갑상샘기능저하증을 앓고 있다면 스타틴 복용에 더 주의해야 한다. 횡문근 융해증에 걸릴 수 있기 때문이다. 횡문근 융해증이란 근육 손상, 음주, 약물부작용에 의해 근육에 공급되어야 할 에너지가 부족해져 근육이 괴사되고, 이로 인해 발생한 독소가 혈액을 통해 여러 장기에 퍼지는 질병이다. 이 독소는 신장 기능을 저하시켜 심한 경우 급성 세뇨관 괴사와 혈액투석을 필요로 하는 신부전증을 유발할 수 있다. 횡문근 융해증을 치료하지 않고 방치하면 혈액 내 여러 합병증이 발생하는데, 특히 급성 신부전증이 동반되면 생명이 위독할 수 있다.

고지혈증약은 인체에서 가장 중요한 기관인 뇌에도 영향을 미친다. 뇌는 약 60%가 지방으로 구성되어 있는데 고지혈증약이 뇌의 지방을 파괴하면서 기억력 상실, 우울증, 집중력 저하, 폭력성 유발, 정서 불안 등을 야기한다. 고지혈증약을 먹고 있는데 기억력이 예전과 같지 않다면 고지혈증약 때문일 가능성이 크다. 콜레스테롤 저하제가 기억력을 떨어뜨린다는 건 제약회사가 이미 인정한 사실이다. 약 설명서를 보면 아주 작은 글씨로 '콜레스테롤 저하제가 기억력 손상, 방향 상실, 혼돈을 가져온다'고 기록되어 있지만, 처방 과정에서 의사나 약사들은 그런 부작용을 알려주지 않는다.

덴마크에서 수행한 대규모 연구에 의하면, 고지혈증약은 다발성 신경병증을 유발한다. 다발성 신경병증이란 말초신경계, 감각신경계, 자율신경계, 뇌신경계에 영향을 미치는 질병이다. 이 질병에 걸리면 근육 기능이 저하되고 거리 감각에 문제가 생긴다. 절뚝거리거나 잘 넘어지는 등 전신이 허약해지고 인체 곳곳에 마비 증상이 나타나기도 한다. 현재까지 알려진 바로는 다발성 신경병증 사례의 50% 이상이 고지혈증약과 관련이 있거나 그럴 가능성이 높다고 한다.

크레스토(Crestor), 리피토(Lipitor) 등은 고지혈증약 중 가장 상업적이면서 효과는 없고 부작용을 일으키기로 유명하다. 장기간 복용하면 내당능장애를 일으켜 당뇨병을 부르고, 신경·근육·간·신장을 손상시키고, 두통과 기억력 상실의 원인이 된다. 또한 암과 심근경색(심장마비)의 위험성을 높인다.

고지혈증은 약에 기대서는 고칠 수 없다. 고지혈증을 치료하고 싶다면 부작용이 많은 위험한 약 대신 부작용이 없는 식습관 및 생활습관 개선과 피 해독을 하는 것이 현명한 결정이다.

혈압약이
합병증을 부른다

　혈압약은 인위적으로 혈관을 확장하거나 혈액량을 감소시키거나 심장의 활동력을 약화시킴으로써 혈압 수치를 낮춰서 정상 혈압을 유지시키는 약이다. 혈압이 높아진 원인과는 상관없이 강제로 혈압을 떨어뜨리므로 강압제(혈압 강하제)라고도 부른다. 혈압 강하 방법에 따른 혈압약의 종류는 다음의 세 가지로 구분된다.

● **혈관을 확장하는 약** : 혈관 확장제, 알파차단제, ACE 억제제(안지오텐신전환효소 억제제), 칼슘길항제, ARB(안지오텐신Ⅱ 수용체 차단제) 등
● **혈액량을 감소시키는 약** : 이뇨제
● **심장의 활동력을 떨어뜨리는 약** : 베타차단제

　만약 한 가지 약으로 혈압이 정상화되지 않으면 다른 종류의 강압제를 추가로 투여한다. 고혈압 환자들 대다수가 두 가지 이상의 약을 복용하는 것은 바로 이런 이유 때문이다.

　문제는 어떤 혈압약이든 장기 복용하면 부작용을 피할 수 없다는 점이다. 대표적인 합병증이 수명 단축, 치매, 심장 발작, 뇌경색이다. 심지어 혈압약을 오래 먹으면 전에 없던 당뇨병, 간염, 신부전증이 생길 수 있다. 특히 당뇨병, 고지혈증, 울혈성 심부전증, 천식, 만성 폐 질환을 앓

고 있는 사람들은 절대 혈압약을 복용해서는 안 된다. 왜냐하면 혈압약의 또 다른 부작용이 바로 합병증이기 때문이다.

혈압약을 오랜 기간 복용한 사람 중에는 발기부전을 경험한 환자도 많다. 혈압을 무리하게 내리다 보니 심장이 모세혈관에 도달할 수 있을 만큼 혈액을 충분히 밀어내지 못하는 상태가 되어 혈액순환장애를 일으킨 탓이다.

경우에 따라서 고혈압 환자들은 동맥경화를 막기 위해 혈압약에 고지혈증약까지 함께 처방받는데 이건 혈압약의 영향 때문이다. 즉 혈압약을 오랫동안 먹으면 끈끈하고 덩어리진 어혈이 생기고, 어혈이 혈액순환을 방해하면서 고지혈증과 동맥경화가 생기는 것이다.

그러니 혈압약을 처방받으면 어떤 원리로 혈압을 내리는지, 약의 부작용은 무엇인지를 반드시 확인해야 한다. 다음은 주요 혈압약의 원리와 부작용에 대한 설명이다.

칼슘길항제

혈관의 탄력과 심장의 근력을 약화시켜서 혈압을 낮추는 혈압약이다.

하지만 심장의 근력이 약해지면 당연히 펌프 작용이 떨어져서 혈액을 온몸으로 순환시키지 못하니 심장에서 멀리 떨어진 팔다리가 저릴 수밖에 없다. 이 외에도 심한 권태감, 현기증, 변비, 발진, 식욕 부진, 기립성 저혈압, 안면 홍조, 두통, 두중(머리가 무거운 증상), 빈맥, 빈뇨, 하퇴 부종, 자궁 수축력 감소, 알레르기 반응, 체내 수분의 정체, 피로, 발기부전, 불안정한 심박수, 심부전증, 협심증 등의 부작용이 있다.

이뇨제

신장에 작용해 나트륨과 수분 배설을 촉진하고, 혈액량을 줄여서 혈압을 낮추는 혈압약이다.

하지만 장기 복용하면 신장 기능이 약해지고 탈수 현상이 일어난다. 이 외에 가벼운 두통, 혈당 상승(당뇨병의 발병 위험률이 11배나 높다), 요산 상승, 근육 약화, 칼륨 저하로 인한 경련 등의 부작용이 있다. 또한 성욕 감퇴와 발기부전이 생길 수 있고, 드물게 알레르기 반응, 두통, 시야 흐림, 메스꺼움, 구토, 설사와 같은 부작용이 생기기도 한다. 통풍이 유발되며, 간이 약한 사람의 경우 간성혼수, 지질의 양 증가, 권태, 무력감, 갈증, 위장장애, 발진, 안면 홍조, 탈수의 가능성도 있다. 게다가 칼륨과 마그네슘, 칼슘의 손실을 유발하고 신부전증, 치매, 중풍을 불러올 위험이 있다.

녹내장도 치명적인 부작용 중 하나다. 혈압약으로 인해 눈 안의 투명한 액체인 안방수(眼房水)가 원활하게 배출되지 않아 안압이 상승하고, 그 결과 녹내장을 초래한다.

베타차단제

심장박동과 심장의 수축력을 낮추고 동맥을 이완시킴으로써 혈압을 내리는 혈압약이다.

하지만 장기 복용하면 심장박동이 약해지면서 느려지기 때문에 체력이 떨어지고 운동 능력이 저하될 수 있다. 심박출량이 감소되므로 손과 발, 뇌에 혈액과 산소가 충분히 공급되기 어려운 경우가 자주 발생한다. 흔한 부작용으로는 수족 냉증, 현기증, 잦은 피로감, 협심증 악화, 정신 기능의 손상, 불면증, 우울증, 무기력증, 성욕 감퇴, 발기부전, 신경통 등이 있다.

또한 혈중 콜레스테롤과 중성지방 수치를 높이기도 한다. 혈중 콜레스테롤 수치에 민감한 사람은 고혈압 상태가 지속되면 고지혈증, 동맥경화, 심근경색이 함께 나타날 수 있다.

알파차단제

혈관을 구성하는 근육의 아드레날린 수용체를 차단함으로써 혈관을 이완시켜 혈압을 떨어뜨리는 혈압약이다.

하지만 부작용으로 심장이 빨리 뛰거나 가슴이 두근거리는 증상, 어지럼증, 현기증, 갈증, 입술 마름, 안구 충혈, 안면 홍조, 심계항진, 부종, 빈뇨, 권태감, 두통, 성기능장애 등이 발생할 수 있다. 방광의 혈관을 이

완시키기 때문에 전립선 비대증으로 고생하는 사람들에게는 효과가 있지만 여성의 경우에는 스트레스성 요실금을 일으킬 수 있다.

ACE 억제제, ARB

혈압을 상승시키는 '레닌-안지오텐신 R-A계'의 작용을 정지시킴으로써 혈압을 내리는 혈압약이다. 갑자기 위급한 상황에 직면했을 때 교감신경이 항진되어 심장이 빨리 뛰고 혈관이 수축해 혈압을 상승시키는 반응이 바로 '레닌-안지오텐신계'의 작용이다. 이는 본래 인체가 살아남기 위한 반응 기전인데, ACE 억제제(안지오텐신전환효소 억제제)와 ARB(안지오텐신II 수용체 차단제)가 이 반응을 정지시킴으로써 혈압을 내리는 것이다.

하지만 ACE 억제제를 복용하면 잦은 기침이 만성화되는 부작용을 겪을 수 있다. 복용 후 1주에서 1개월 안에 환자의 20~30%가 헛기침을 시작한다. 발진이나 가려움증, 권태감, 무력감, 식욕 감퇴, 단백뇨, 활력 저하를 겪는 사람도 많다. 혈관 부종은 얼굴, 입술, 인후두에 오는데 보통 약을 복용한 지 1주 이내에 증상이 생기는 경우가 많고, 약을 중단하면 2~3일 내에 없어진다. ARB의 부작용은 ACE 억제제와 비슷하며 고칼륨혈증, 저혈압, 신장장애, 혈관 부종 등이 있다.

ACE 억제제를 처음 투여하면 혈압이 현저히 떨어지면서 기립성 저혈압, 현기증, 두통이 생길 수 있으니 고령이거나 탈수 증상이 있을 때는 복용에 주의를 요한다. 또한 백혈구·적혈구 등 혈액 성분의 장애, 칼륨의 증가로 인한 신장장애 등이 있으니 이와 관련한 질환이 있는 사람도 복용에 신중해야 한다.

ARB를 임신 초기에 투여하면 태아의 발달에 문제를 일으키거나 낙태까지 초래할 수 있으니 임산부는 절대 복용해선 안 된다.

당뇨약이 혈관 문제를 일으킨다

당뇨병 치료제는 크게 경구용 혈당 강하제와 인슐린 제제로 구분된다. 경구용 혈당 강하제는 인슐린 분비 촉진제(설포닐우레아·글리나이드·인크레틴 계열), 인슐린 저항성 개선제(바이구아나이드, 알파글루코시다제 억제제 계열, 글리타존), 인슐린 분비 능력과 인슐린 저항성을 고려해 두 가지 이상의 경구용 혈당 강하제가 혼합된 복합제 등이 있다.

보통 공복혈당이 150mg/dℓ 이하일 경우 식이요법과 함께 알파글루코시다제 억제제나 바이구아나이드 계열의 약으로 혈당을 조절하고, 인슐린 분비 능력이 떨어져 공복혈당이 150~225mg/dℓ 사이일 경우에는 바이구아나이드 계열과 설포닐우레아 계열을 복용한다. 공복혈당이 225~275mg/dℓ 사이라면 경구용 혈당 강하제를 몇 종류 병합해 복용하다가 결국 인슐린 주사를 처방받는다. 하지만 당뇨병 치료제들은 당뇨병의 근본 원인은 해결하지 못하고 인체 내의 다양한 대사 물질을 억제하거나 억지로 활성화함으로써 일시적으로 혈당만 낮출 뿐이다. 그러니 당뇨병은 지속되고 약물부작용으로 몸은 점점 망가진다.

인슐린 요법의 부작용으로는 저혈당, 단기간의 인슐린 알레르기 반응, 인슐린 항체에 의한 인슐린 저항성, 피하지방 조직이 위축되는 인슐린 지방이영양증, 인슐린 부종, 체중 증가 등이 있다. 특히 바이구아나이드 계열의 약을 먹으면 속 쓰림과 복통, 설사 등이 나타날 수 있고, 당질 흡수를 억제하는 알파글루코시다제 억제제 계열의 경우 가스(방귀)가 발생하기도 한다. 이 밖에 피부 발진이나 부정맥, 현기증 등의 증상이 나타날 수 있다.

다음은 각 당뇨병 치료제의 원리와 부작용에 대한 설명이다.

설포닐우레아 계열

아마릴, 글리멜, 글리마릴, 디아미크롱, 그루레노름 등은 췌장에서 인슐린 분비를 촉진시켜 혈당을 떨어뜨리는 당뇨약이다.

하지만 식사요법이나 운동요법을 지키지 않을 경우 저혈당이 나타날 수 있고 체중이 증가한다.

제1형 당뇨병 환자, 임산부, 설포닐우레아 계열 약물에 알레르기가 있는 사람, 간이나 신장 기능이 나쁜 사람은 복용하면 안 된다.

글리나이드 계열

파스틱, 노보넘, 나테리드, 글루패스트 등은 췌장에서 인슐린 분비를 촉진시켜 혈당을 떨어뜨리는 당뇨약이다.

하지만 부작용으로 체중이 증가할 수 있다. 저혈당은 거의 없다.

제1형 당뇨병 환자, 임산부는 복용하면 안 된다.

인크레틴 계열(DPP-4 억제제)

자누비아, 가브스 등은 인크레틴을 분해하는 효소인 DPP-4를 억제하는 당뇨약이다.

인크레틴은 장에서 생성되어 췌장에서 인슐린 분비를 증가시켜 혈당을 낮춘 뒤에 DPP-4에 의해 분해되어 짧은 시간 안에 사라지는 물질이다. 이 과정에서 DPP-4를 억제하면 인크레틴이 혈액에 오래 머물며 혈당을 낮추는 것을 전제로 한 약이 DPP-4 억제제다.

DPP-4 억제제는 저혈당과 체중 증가를 일으키지는 않지만 상기도 감염이 증가할 수 있다.

제1형 당뇨병 환자와 임산부는 복용하지 말아야 하며, 간이나 신장 기능이 많이 손상된 사람은 주의해서 복용해야 한다.

바이구아나이드 계열(메트포르민)

다이아벡스, 글루코파지, 메트포르민, 글루포르민, 메트그린에스알 등은 간, 근육, 지방조직에서 인슐린의 작용을 강화시켜 혈당을 낮추는 당뇨약이다.

부작용으로 오심, 구토, 설사, 식욕 부진 등의 위장장애가 생길 수 있다.

알파글루코시다제 억제제 계열(포도당 흡수 억제제)

베이슨, 글루코바이, 보글리코스 등은 당질을 포도당으로 분해한 후 효소인 알파글루코시다제를 억제해서 장에서 다당류가 포도당으로 분해되는 속도를 늦추고 이를 통해 당분이 몸속으로 천천히 흡수되도록 도와주는 당뇨약이다.

부작용으로 복부 불쾌감과 팽만감, 설사, 방귀 등이 생길 수 있다.

임산부, 장이 막힌 경우, 간이나 신장 기능에 이상이 심할 경우에는 복용하면 안 된다.

글리타존 계열

아반디아, 액토스, 피글리토, 글루코논 등은 근육이나 지방조직에서 인슐린의 작용을 도와 혈당을 떨어뜨린다.

부작용으로 부종이나 심부전증이 생길 수 있다.

제1형 당뇨병 환자. 임산부, 간 기능 이상이 심할 경우에는 복용하면 안 된다.

당뇨병을 오로지 약으로만 치료하려고 하면 혈당을 당장 줄이는 것 외에 많은 위험을 감수해야 한다. 근본 원인이 해소되지 않은 상황에서 부작용이 늘어날 것이기 때문이다.

그러나 피 해독을 하면 당뇨병이 근본적으로 나을 수 있고, 약으로 인한 다양한 부작용을 겪지 않을 수 있다. 혈당 역시 혈압과 마찬가지로 자율신경계에 의해 조절되고, 몸의 긴장 상태가 지속되면 저체온증과 함께 당뇨병이 생기는 만큼 피 해독을 하고 충분한 수면과 운동으로 스트레스를 해소하면 체온이 상승하면서 혈당이 개선될 수 있다.

3대 암 치료법이
생명마저 죽인다

암은 사람들이 가장 두려워하는 질병이지만 수술(암세포 제거 절제술)과 방사선 치료, 항암 화학요법 중심의 3대 암 치료법 역시 끔찍한 부작용으로 사람들이 두려워하는 건 마찬가지다.

암세포 제거 절제술

장기에 악성종양이 자라면 가장 먼저 암세포를 완전히 절제하기 위한 개복술 및 주변 조직과 림프절 절제술 등의 암세포 제거 절제술을 시행한다. 그러나 이 방법은 악성종양을 제거하는 대신 수술 이후에 급성 및 만성 부작용을 유발할 수 있다.

급성 부작용으로는 출혈, 수술 상처의 치유 지연, 발열, 섬망(대뇌 기능이 억제되어 환각, 헛소리, 심한 흥분을 보이는 증상), 무기폐(수술 후의 통증으로 인해 숨을 크게 쉬기가 어려워 폐가 쪼부라지는 현상)와 폐렴, 문합부 누출(위암이나 대장암 등의 수술에서 장과 장을 이어준 부분이 붙지 않고 벌어지는 상태), 장 유착(수술한 부위로 장이 눌어붙는 현상), 장폐색 등이 있다.

만성 부작용으로는 장기의 기능장애가 있는데 복강 내 농양, 감각계 합병증(수술 부위의 통증이나 신경 손상으로 인한 감각 변화), 림프 부종(유방암이나 자궁경부암 수술 등으로 림프절 및 림프관이 제거된 뒤에 조직 내 림프액이 적절하게 배액되지 못해 팔, 다리 등이 붓는 현상), 간 기능 이상, 위출혈, 췌장염, 소화장애, 배뇨 및 배변 장애 등이 있다.

방사선 치료

방사선 치료는 파장이 매우 짧고 에너지가 높은 방사선으로 악성종양 및 일부 양성종양을 치료하는 방법이다. 그런데 치료 방법에 따라 표적이 되는 암세포뿐만 아니라 정상 세포와 주변 조직을 죽이거나 나쁜 영향을 미친다는 문제가 있다.

부작용은 치료 부위에 따라 다르게 나타나는데, 공통적으로 피부 손상이 있다. 방사선은 피부를 통과해 표적이 되는 종양 부위에 쪼이기 때문에 치료를 시작한 지 2~3주가량 되면 치료 부위의 피부가 화상을 입거나, 햇볕에 탄 것처럼 붉었다가 검어지기도 하며, 건조해져서 살갗이 벗겨지거나 가려움증이 생기기도 한다.

머리 부위를 치료받는다면 일시적으로 머리카락이 빠질 수 있다. 목 또는 가슴 부위가 치료 부위라면 소화기계의 점막이 손상되어 구강염, 점막염, 식도염 등이 생겨서 음식을 먹기 어려울 수 있다. 특히 머리에서 목 부위의 침샘 부위가 영향을 받으면 침이 제대로 분비되지 않아 입 마름증이 생길 수 있다.

배나 골반 부위를 치료받는다면 위장관계에 영향을 주어 메스꺼움, 구토, 설사, 복부 통증 등이 유발될 수 있다. 생식 기관이 있는 골반 부위를 치료받을 경우에는 생식세포가 영향을 받아 불임, 무월경, 홍조, 폐경기 증상 등의 문제가 생길 수 있다.

항암 화학요법

항암 화학요법은 여러 가지가 있으나 대체로 세포 독성 항암 화학요법과 표적 항암 화학요법을 한다. 세포 독성 항암 화학요법은 빨리 자라는 세포를 죽이는 화학물질을 사용해 암세포를 죽이고, 표적 항암 화학 요법은 암세포에 발현되는 표적 물질에 대한 항체 및 신호 전달 차단 물질을 이용해 암세포를 차단한다.

대표적인 부작용은 암세포뿐만 아니라 암세포를 공격하는 림프구까지 감소시키는 것이다. 항암제를 투여하는 도중이나 이후에 식욕 부진, 오심, 구토가 며칠 동안 이어질 수 있으며, 항암제를 투여한 직후 혹은 수 시간 내에 과민반응(피부 발진, 혈관 부종, 호흡 곤란)이 생길 수 있다. 또한 항암제 투여 이후에는 구내염, 설사, 호중구 감소성 발열 등이 발생할 수 있다.

세포 독성 항암 화학요법의 경우 암세포를 포함해 빨리 자라는 기관인 골수, 머리카락, 점막 등이 함께 손상받기 때문에 골수 억제(빈혈, 백혈구 감소증, 혈소판 감소증), 탈모, 점막염으로 인한 구내염·복통·설사 등이 일시적으로 발생할 수 있다. 표적 항암 화학요법의 경우 골수 억제, 탈모, 점막염 등의 부작용은 적은 편이지만 종류에 따라 발진, 설사 등이 생길 수 있다.

사람들이 굳건히 믿고 있는 3대 암 치료법이 정말 암을 낫게 하는지는 생각해볼 일이다. 3대 암 치료법을 무사히 마치고도 암이 재발하는 경우가 있고, 치료 도중에 다른 기관으로 전이되는 경우도 많고, 초기 암이 말기 암으로 진행되거나 사망하는 경우도 있기 때문이다.

수술로 암세포를 도려내고, 방사선 치료로 혹시 남아 있을지 모를 암세포를 죽이고, 항암 화학물질을 투여해 암세포를 축소하거나 제거까지 했는데 왜 이런 일이 생기는 것일까?

그 이유는 암세포가 우리 몸에 항상 존재하기 때문이다. 즉 암세포는 과로나 스트레스로 교감신경이 지속적으로 항진되면 크게 나타났다가 몸 상태가 좋아지면 다시 사라지기를 반복하는데, 3대 암 치료법으로 암세포를 도려내고 죽이는 과정에서 주변의 정상 세포들에도 해를 입히고, 환자의 체력을 빼앗고 스트레스를 주어 결국 면역력을 크게 떨어뜨린다. 그 결과 환자는 쇠약해질 대로 쇠약해져서 암세포가 재발할 경우 그에 대항하지 못해 악화되거나 전이되거나 사망에 이르는 것이다.

약에서 벗어나야 비로소 건강해질 수 있다

앞에서 살펴본 대로 약의 엄청난 부작용과 후유증 때문에라도 만성 질환자들은 약에서 벗어나 스스로 면역력을 키워야 한다. 쉽게 말하면, 약은 실험실에서 합성한 화학물질에 불과하기 때문이다. 아무리 즉각적인 호전 효과가 있더라도 합성 조제된 약은 인체의 기능을 인위적으로 변화시켜서 많은 부작용을 일으킨다.

서양의학의 약제학 서적을 보면 '약은 독'이라는 문구가 있다. 인체와 같은 유기체는 몸 안에서 생명력에 의해 만들어지는 유기물질만 처리할 수 있다. 그래서 질병을 치료할 때도 천연 유기 재료와 천연 유기물질 혹은 식물에서 추출한 천연 성분을 사용하는 것이 부작용이 적으면서 훨씬 효과가 높다. 하지만 약은 우리 몸이 분해할 수 없는 무기물질로 만들어졌다. 즉 천연 약효 성분을 화학적으로 합성해 만든 것이 지금의 약이며, 이를 우리 몸은 독으로 받아들인다.

사례를 하나 보자. 아스피린과 기타 비스테로이드(非steroid)성 소염제는 미국에서만 매년 1만 6,500건의 사망, 10만 건의 입원이라는 부작용을 낳고 있다. 〈미국 의학협회 저널〉 등에 소개된 분석과 예측을 기초로 하면 입원 환자의 6.7%는 약으로 인한 심각한 부작용을 앓고 있으며, 이로 인한 사망률은 0.32%로 추정된다. 이는 입원 환자 230만 명 이상이 약으로 인한 부작용을 겪고 있으며, 이 중 연간 10만 6,000명 이상이 사망한다고 해석할 수 있다. 이 많은 환자들이 사고나 질병에 의해서가 아니라 의사가 처방한 약을 복용한 뒤에 죽거나 상해를 입었다는 의미이다. 이 통계는 병원 밖에서 발생하는 약물부작용이나 미국 요양 시설에서 발생한 것으로 추산되는 35만 건의 약물부작용 사례는 전혀 고려하지 않은 수치다. 약물부작용에 대한 통계 중에는 매년 10만 6,000명의 사람들이 처방약을 복용하고 죽어가고 있다는 내용이 있다. 이는 2001년 9월 11일에 미국에서 있었던 대폭발 테러 사건으로 인한 사망자(약 3,000명)보다 35배나 많은 수치다.

양심 있는 전문가들은 약물부작용을 계속해서 경고해왔다. 일본의 저명한 의학박사 신야 히로미는 이렇게 말했다.

"모든 약은 독이다. 환자가 약물부작용을 모두 알아버리면 앞으로 절대 약을 먹지 않을 것이다. 말 그대로다. 약물부작용을 기록한 첨부

문서를 읽은 환자는 부들부들 떨며 약을 쓰레기통에 던져버릴 것이다. 더욱 두려운 것은 여러 가지 약을 동시에 먹었을 때 그 독성이 상승작용을 일으킨다는 점이다."

미국에서 '국민을 위한 의사'로 불리는 멘델존 박사는 여러 종류의 약을 먹을 경우 더 다양한 부작용을 겪을 수 있음을 경고했다.

"더욱 위험한 것은 약물부작용 상승효과다. 약 하나의 부작용은 5%의 위험성에 불과하지만 여러 가지 약을 같이 복용하면 그것이 2배, 3배, 4배, 5배로 늘어난다."

일본의 다무라 교수 역시 "노인의 숨겨진 사망 원인은 약이다. 노인은 약에서 멀어져라"라고 강력히 권고하면서 "의사에게 치료받는 노인들 중에서 약을 잔뜩 처방받는 노인들이 계속 증가하고 있다. 그중에는 치료용으로 복용한 약의 부작용으로 사망하는 노인이 꽤 된다"라고 지적했다. 영국의 의사 웨드 박사 역시 "충분한 이유가 없는 한 어떤 약도 투여해선 안 된다. 아니면 소량만 사용해야 한다. 이것이 노인에게 약을 투여할 때의 기본 원칙이다"라고 말했다.

간과 신장은 체내 독성물질을 해독하고 배설하는 기관인데, 노인의 경우 노화로 인해 적혈구가 급격하게 감소해 있고 간이나 신장의 기능이 저하되어 있으니 부작용이 더 강하게 나타난다. 따라서 혈액장애 등의 부작용이 있는 약을 투약하는 것은 아주 위험하다. 그러나 의사들은 이런 부분을 염두에 두지 않고 증상을 억제하는 약을 처방하고, 노인들은 그런 약을 아무런 의심 없이 받아들였다가 큰 해를 입게 된다.

그러니 이제라도 약에 의존하기보다 인체에 부작용이 없는 자연요법에 의지할 필요가 있다. 자연요법이라고 해서 아무런 근거 없이 풍문처럼 떠도는 민간요법에 의지하라는 이야기가 아니다. 부작용이 없는 생명력 있는 자연식품으로 인체에 필요한 영양소를 섭취하고, 운동을 통해서 근육을 길러야 한다.

돈을 쓰면서 부작용을 얻고 심지어 그 후유증으로 사망에 이를 가능성이 있는 방법과, 하루 세끼의 건강한 식사와 1시간 이내의 운동으로 건강을 되찾는 방법이 있다면 당신은 무엇을 선택하겠는가?

만성질환 치료의 핵심은 면역력을 키우는 것이다

의학은 크게 서양에서 발생해 발달한 서양의학, 동양에서 발생해 발달한 동양의학, 우리나라의 전통 의학인 한의학, 예부터 민간에서 전해 내려오는 민간요법으로 나뉜다.

서양의학과 동양의학은 인체를 바라보는 시각이 근본적으로 다르고 그에 따른 치료법도 상당히 다르다. 한의학은 민간요법과도 다르다. 민간요법이란 말 그대로 민간에서 예부터 내려오는 치료법이다. 그러다 보니 '혈압을 내리기 위해서는 특정 약초가 큰 효과가 있다', '혈당을 낮추는 데 특효가 있는 음식이 있다' 등 검증되지 않은 정보들이 유포되기도 한다. 민간요법은 대부분 자연에서 얻은 물질을 치료에 활용하는데 그중에는 실제 효과가 있는 것도 있지만 대부분은 효과만 강조됐을 뿐 부작용이나 금기 사항은 알려지지 않아 역효과를 부르는 경우가 많다.

일부 사람들은 한의학을 민간요법처럼 인식하는데, 한의학은 민간요법과는 완전히 다른 전통 의학이다. 한의학은 인체를 통합적이고 유기적으로 살펴서 자연에서 얻은 물질과 고대부터 효능이 검증된 침, 뜸, 한약을 이용해 면역력을 상승시켜 질병을 치료한다.

서양의학은 자연에서 얻은 것을 화학물질과 섞거나, 아예 연구실에서 자연물질과 분자식만 같게 만든 화학물질로 약을 만든다. 그렇다 보니 서양의학의 치료제는 증상은 완화시키지만 근본 원인은 치료하지 못하고 체내에 독성물질로 남게 되어 부작용을 일으키기도 한다. 여러 면에서 화학적으로 합성된 물질은 자연에서 얻은 물질이 갖는 치유력을 절대 능가하지 못한다.

서양의학은 한의학을 비롯한 대체의학 등의 전통 의학을 과학적 근거가 없는 요법으로 취급하지만 이에 대해서는 서양의학의 의사들조차 유감을 표명하고 있다. 하버드 식물박물관 전임연구원 앤드루 웨일은 이렇게 이야기했다.

"치료는 자연스런 과정이다. 만약 당신이 치료와 건강을 이해하고 싶다면 자연의 방식을 이해해야 한다. 서양의학에서는 노골적이진 않아도 넌지시 암시하는 메시지가 있는데, 바로 '자연은 근본적으로 거칠고 위험하며 예측 불가능하다'는 것이다. 즉 자연은 인간을 해치려 하지만 제약 연구실에서 만든 제품들은 안전하다고 그들은 주장한다. 이는 실상

정반대다. 조제 약품으로 인한 피해 사례들을 자주 접하는 의사로서 하는 말이다."

의학은 인류의 역사와 함께해왔다. 비록 고대 의학이 주술을 기반으로 하고 지금처럼 과학적이지는 않았지만, 인류의 건강을 증진시키는데 큰 몫을 한 것은 사실이다. 그리고 그 경험을 바탕으로 지금의 의학이 있게 된 것이다. 제약 업계와 서양의학계는 그러한 전통 의학을 '과학적이지 않다'는 이유로 폄하하고 있으며, 인체를 보는 관점이 엄연히 다름에도 한의학과 대체의학 혹은 민간요법을 서양의학의 시선으로 평가하고 있다.

한의학의 한약은 서양의학의 약처럼 특정 질병에 효험 있는 인위적인 성분을 사용하지 않고, 면역 기능을 촉진해 면역력을 높이고 활력을 되찾을 수 있는 여러 자연의 약초들을 혼합해 만든다. 자연의 약초는 놀라운 효능을 지니고 있으니 화학적으로 합성한 약보다 치료에 더 효과적이라는 사실을 알아야 한다.

고혈압, 당뇨병, 암 등의 만성질환도 한의학으로 치료될 수 있지만 그 사실을 아는 사람은 극히 드물다. 한의학계의 홍보 부족 탓도 있지만 환자의 식습관이나 생활습관, 면역력을 개선하는 것을 더 중요하게 여기는 한의학은 증상이 즉각적으로 개선되기보다는 근본 원인을 치료하기 때문에 시간이 좀 더 걸린다. 그리고 환자 개개인의 증상을 개선하는 맞춤 치방에 더 성의를 들이다 보니 한약 제조가 일원화되어 있지 않고, 대량생산도 할 수 없으며, 특허를 내기도 힘들어 양약처럼 저렴하지 않고 처방이 간단하지 않다는 어려움이 있다.

서양의학은 병원·연구소 등의 대규모 시설을 갖추고, 현대화된 거대한 자동화 의료기기와 장비로 검사하고 진단하고 처방하는 등 다양한 수단과 방법이 동원된다. 그러다 보니 거대 자본의 제약회사나 의료기기 업체가 끼여들 여지가 다분하고, 그 결과 만성질환 관리에도 지금의 의료 시스템이 정착된 것이다. 그렇다고 서양의학의 의미 자체를 부정할 수는 없다. 여전히 수많은 사람들이 서양의학의 도움으로 생명을 건지고 세균과 바이러스로부터 자유로워졌기 때문이다.

하지만 만성질환의 경우, 서양의학에만 의존하기에는 위험한 실정이다. 약에 의한 부작용과 후유증이 너무도 크기 때문이다. 그런 점에서 만성질환의 치료를 위해서는 한의학에 대한 새로운 이해와 서양의학의 단점을 동시에 봐야 한다. 천연 약재로 환자의 면역력을 높이고, 침으로 기혈의 흐름을 활성화하고, 뜸으로 면역 기능을 상승시키는 한의학적 치료로 만성질환의 근본 원인을 치료해야 한다.

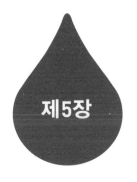

제5장

피를 해독하는
식습관

피 해독,
최소 3주면
된다

혈액이 오염되면 왜 만성질환이 생기는지, 약으로는 왜 만성질환이 치료되지 않는지 살펴보았다. 3주라는 짧은 기간 동안 피 해독을 통해 '기적처럼' 건강을 되찾은 사람들의 사례까지 보았다.

이제는 당신 차례다. 피 해독을 실천해서 당신을 괴롭히던 질병을 떨쳐버리고 건강한 몸을 되찾아야 할 때다. 피 해독은 돈도 시간도 많이 들지 않는다. 그저 하루에 한두 시간을 투자해 피 해독 습관을 유지하면 그것으로 충분하다. 임상실험 결과, 피 해독을 실천한 환자들이 빠르면 일주일 안에 몇 년간 먹던 혈압약을 끊을 수 있었다. 수십 년 동안 방치해오던 몸을 하루 몇 시간의 노력으로 건강하게 회복할 수 있다는 것은 신이 우리에게 준 축복이다.

그런데 피 해독은 왜 3주일까?

잘못된 식습관과 생활습관으로 인해 혈액이 오염되는 시간은 사흘이다. 단 사흘만 몸에 좋지 않은 음식을 무절제하게 먹으면 혈액이 서서히 오염되기 시작한다. 이 말은, 사흘만 건강한 생활습관을 유지하고 좋은 음식을 먹으면 피 해독이 시작된다는 의미다. 물론 고지혈증이나 당뇨병, 고혈압 등의 만성질환자들은 사흘로는 부족하다. 최소 3주 정도 꾸준히 노력해야만 혈액이 건강한 상태로 되돌아올 수 있는 길이 열린다.

여기에는 아주 과학적인 이유가 있다. 체세포의 평균 수명은 20일에서 30일 정도다. 그러니까 우리 몸은 최소 3주마다 새롭게 태어난다고 보면 된다. 이는 암 환자들의 치료에도 적용된다. 암 환자들이 항암제를 맞으면 암세포와 정상 세포 모두 타격을 받지만 혈액세포는 3주 정도 지나면 정상으로 회복된다. 그래서 항암 치료 일정 역시 3주를 염두에 두고 잡는다. 그런 점에서 건강을 되찾는 피 해독 프로젝트의 3주라는 기간은 아주 의미가 크고, 또 중요하다.

아침에 한 잔,
청혈주스

    피 해독을 위해 가장 먼저 해야 할 일은 혈액에 섞여 있는 나쁜 지방 (LDL콜레스테롤)을 제거하는 것이다. 가장 효과가 좋은 방법은 매일 아침에 청혈주스를 마시는 것이다. 청혈주스는 당근과 사과에 생강과 양파를 첨가해 만드는데, 여기에 귤을 넣으면 효과가 배가 된다.

    주재료인 당근과 사과가 청혈에 좋은 조합이지만, 부재료인 생강과 양파도 큰 역할을 한다. 생강과 양파는 몸을 따뜻하게 해 면역 기능을 상승시키고 혈관을 확장해서 혈액 순환을 돕고, 혈관 내 노폐물 제거 효과가 탁월해 신혈관과 뇌혈관의 흐름을 좋게 한다. 양파나 생강 냄새에 거부감이 있다면 살짝 데치거나 삶아서 넣어도 된다. 그러나 가능한

날것을 믹서로 갈아 건더기까지 먹기를 추천한다.

청혈주스의 탁월한 효과는 '효소(酵素)' 덕분이다. 청혈주스는 생으로 마시는 주스라서 효소가 풍부하다. 효소는 생체 활동과 신진대사를 활발하게 해 혈액을 맑게 하고, 식이섬유가 풍부해서 장 건강과 배변에 좋다. 채소나 과일을 삶거나 데치면 영양소와 효소가 줄어들거나 사라지지만, 청혈주스는 효소가 살아 있을 뿐만 아니라 활성산소를 제거하는 비타민과 미네랄, 피토케미컬도 풍부하다. 청혈주스를 마신 후 간단하게 과일이나 견과류, 요구르트를 먹으면 아침식사로 충분하다.

청혈주스를 마실 때 주의할 점이 있다. 다음 페이지에 실린 청혈주스 레시피는 각각의 재료들을 궁합과 효능을 따져서 조합한 것이니 양을 늘릴 경우에는 재료들의 비율을 지키는 것이 좋다. 욕심을 내서 양파나 생강을 너무 많이 넣거나, 입맛에 안 맞는다고 일부 재료를 빼면 그 효과가 떨어진다. 특히 생강과 양파는 꾸준히 먹는 것이 중요하다. 생강은 즙으로 10방울 정도 넣으면 효과가 더 강해지고 거부감도 줄어든다.

각각의 재료들을 갈지 않고 씹어서 먹으면 어떨까? 물론 그것도 괜찮은 방법이지만 바쁜 아침에 일일이 씹어서 먹기 어렵고, 생으로 양파와 생강을 섭취하면 위에 부담을 줄 수 있으니 믹서로 갈아서 씹듯이 천천히 먹어야 한다. 그러면 소화 흡수가 잘되고 위가 느끼는 부담도 적다.

청혈주스 만드는 법

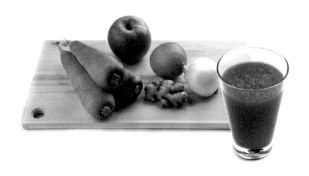

●● 재료(2인분)

당근 2개(400g), 사과 1개(200g), 귤 1개(100g), 양파 조금(10g), 생강 조금(10g 혹은 생강즙 10방울), 물 조금(30cc)

●● 만드는 방법

1. 당근과 사과는 깨끗이 씻어 껍질째 잘게 썬다. 사과 씨는 버린다.

2. 귤은 껍질을 벗긴 후 알맹이를 여러 갈래로 쪼갠다.

3. 양파와 생강은 깨끗이 씻어 껍질째 잘게 썰고 다진다.

4. 모든 재료를 한꺼번에 믹서에 넣고 물을 붓는다(물을 넣지 않고 갈면 더 좋다).

5. 마시기 편하게, 큰 건더기가 없도록 간다.

   천일염을 조금 넣고 갈면 맛도 좋고 흡수도 잘된다.

당근 : 유해 활성산소를 억제하는 항산화제

중국의 약학서 《본초강목(本草綱目)》에는 당근의 효능에 대해 '피를 보충하고 심장과 위장의 활동을 촉진하며 오장육부를 편안하게 해 식욕을 증진시키는 등의 이익은 있으되 손해는 없다'라고 설명되어 있다. 이 말처럼 당근은 몸을 따뜻하게 하고 각종 장기의 기능을 높이는 '건강 채소'다.

1982년 미국의 〈과학 아카데미〉는 '비타민A, 비타민C, 비타민E를 꾸준히 섭취하면 피가 맑아지고 암도 예방할 수 있다'고 했는데 비타민A, 비타민C, 비타민E뿐만 아니라 미네랄과 항산화물질까지 풍부하게 들어 있는 채소가 바로 당근이다. 특히 당근에 함유된 베타카로틴과 라이코펜은 강력한 항산화물질로 당뇨병, 동맥경화증 등 만성질환의 원인이 되는 유해 활성산소를 억제하고 세포의 비정상적인 변형을 막는 역할을 한다. 당근은 그 어떤 식품보다 베타카로틴을 많이 함유하고 있어 충분히 섭취하면 암, 고지혈증, 심장병 등을 예방할 수 있다.

당근은 식이섬유도 아주 풍부하다. 식이섬유는 혈중 콜레스테롤 농도를 낮춰주기 때문에 고혈압에도 좋은 효과를 발휘한다.

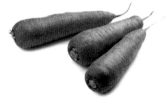

사과 : 체내 콜레스테롤과 나트륨을 낮추는 해독 식품

사과는 장 해독에 효과가 아주 좋은 식품이다. 사과에는 수용성 식이섬유인 펙틴이 다량 함유되어 있다. 펙틴은 장내 유익균을 늘리는 한편, 대장균과 같은 유해균의 번식을 억제해 장내 환경을 개선한다. 또한 장내 수분을 흡수하는 성질이 있기 때문에 변을 부드럽게 하고 장 운동을 활발하게 해 배변을 촉진한다. 즉 변비와 설사에 효과가 있다. 펙틴은 사과의 과육보다 껍질에 많이 함유되어 있기 때문에 껍질째 먹는 것이 좋다.

사과의 식이섬유는 심장병을 예방하는 것은 물론, 혈중 콜레스테롤의 농도를 낮추고, 장에서 콜레스테롤이 재흡수되는 것을 막아 체외로 배설시키는 작용도 한다. 그래서 매일 사과를 즐겨 먹는 사람은 그렇지 않은 사람에 비해 평균 10% 이상 혈중 콜레스테롤 수치가 낮은 편이다.

사과는 고혈압 환자에게도 무척 좋다. 일반적으로 혈압을 올리는 원인 중 하나가 과다한 나트륨이다. 몸속에 나트륨 함량이 많으면 혈압이 올라가는데, 사과에는 다량의 칼륨이 함유되어 있어서 나트륨을 체외로 배출시킨다. 그런 점에서 사과는 그 자체로 혈압약인 셈이다. 뿐만 아니라 뇌의 혈류를 향상시켜 혈액 순환을 원활히 하고 마음을 안정시키는 효과도 있다.

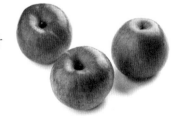

귤 : 모세혈관을 튼튼하게 하는 과일

귤은 청혈주스의 감초다. 펙틴을 비롯한 수용성 식이섬유가 풍부해서 장 건강에 도움을 줘 설사와 변비에 좋다. 식이섬유는 귤껍질 안쪽과 과육에 붙어 있는 흰 부분에 많이 들어 있으니 과육만 먹지 말고 흰 부분도 같이 먹는 것이 좋다. 흰 부분에는 비타민P가 풍부해 모세혈관을 튼튼하게 하고 혈액 순환을 도와 혈압 상승도 억제한다.

귤 속 헤스페리딘(귤껍질에 더 많이 함유)은 항산화 작용으로 혈중 중성지방을 분해하고 콜레스테롤을 낮추며 아토피피부염 등 알레르기에도 효과적이다.

양파 : 혈액 속 지방과 노폐물을 배출

양파에는 혈액 순환에 좋은 성분이 풍부하다. 양파 속 케르세틴 성분(양파껍질에 더 많이 함유)은 항산화 작용으로 혈관 벽의 손상을 막고 혈중 콜레스테롤 농도를 낮춰 동맥경화와 고지혈증을 예방한다.

양파에는 황화합물의 일종인 유화아릴과 알리신이 풍부하다. 양파의 쏘는 맛을 내는 유화아릴 성분은 혈관을 확장시키고 체온을 높여 면역력 강화에 좋고, 알리신은 유해균의 증식을 억제하고 혈당 수치를 감소시켜 당뇨병에도 좋다. 게다가 혈소판이 엉기는 것을 방지하고 혈관

내의 섬유소 용해 작용을 도와 혈전이나 뇌졸중의 위험을 감소시킨다.

생강 : 혈액응고를 방지하고 혈전을 분해

생강은 한방 약재 100여 종 가운데 70%에 배합될 정도로 한약에서 없어서는 안 되는 재료다. 《본초강목》에는 생강이 갖가지 질병을 예방한다고 적혀 있는 데다 우리 몸을 해치는 각종 독소와 다른 한약재에 들어 있을지 모를 독성마저 배출시키기 때문이다.

생강의 강력한 해독 작용을 뒷받침하는 역사적 근거가 있다. 16세기 유럽에서 페스트가 창궐해 런던의 인구 3분의 1이 사망했을 당시 생강을 먹었던 사람들은 살아남았다는 일화가 있으며, 당시 영국 국왕인 헨리 8세는 런던시장에게 명령해 국민들이 생강을 먹도록 장려했다는 기록이 있다.

또한 생강에는 혈액의 응고를 방해하는 성분이 있기 때문에 혈전이나 어혈, 즉 딱딱하고 끈적한 혈액 덩어리를 분해하는 데도 많은 도움을 준다. 혈액응고 방지제를 복용하는 환자는 생강을 먹어서는 안 된다고 할 정도다.

생강은 체내 독소를 배출하고, 당뇨병을 완화하는 것은 물론, 혈중 콜레스테롤 농도를 낮추며, 암세포를 억제하는 효능도 있기 때문에 청혈주스에서는 결코 빼놓을 수 없는 중요한 재료다.

다만 곰팡이가 핀 생강은 절대 섭취하면 안 된다. 생강에 핀 곰팡이는 그 자체로 아주 강력한 발암물질이기 때문이다. 따라서 생강을 구입할 때는 반드시 신선도를 확인해야 한다.

청혈주스를 응용한 건강 주스 만들기

청혈주스의 주재료인 당근과 사과를 혼합한 주스는 오래 전부터 건강 효능을 인정받아왔다. 스위스 취리히의 빌 햐벤나 병원은 1897년 설립된 이후 아침마다 당근과 사과로 만든 주스를 환자들에게 마시게 하고 침과 뜸, 마사지, 온열 등 자연치유 요법으로 질병을 치료하는 것으로 유명하다. 원장 리히티 브라슈 박사는 "비타민은 30종, 미네랄은 약 100종이 있는데, 130종이나 되는 비타민과 미네랄을 매일 섭취하지 않으면 건강을 유지하기 어렵다"고 말한다. 빌 햐벤나 병원은 이런 점을 고려해 매일 환자들에게 당근과 사과를 혼합한 주스를 제공한 것이다.

당근과 사과로 만든 주스는 아침식사로도 훌륭하다. 아침식사의 중요성을 강조하는 전문가들은 인체가 잠에서 충분히 깨지 않았을 때 장기들의 사령탑인 뇌를 움직이려면 뇌에 가장 필요한 영양소인 당분을 보충해줄 필요가 있다고 말한다. 당근과 사과를 혼합한 주스는 아직 잠이 깨지 않은 위장에 부담을 주지 않으면서 당분을 보충해주고 대소변의 배설을 촉진하는 작용을 하므로 좋은 아침식사가 된다.

특별한 이상 증상이 있다면 다음의 레시피를 참고해 그 증상을 다스릴 수 있는 재료를 첨가해 만들면 된다. 이러한 주스 역시 혈액을 맑게 한다는 점에서 청혈주스라 할 수 있다.

당근, 사과, 셀러리 주스

만성질환 가족력이 있어 예방하고자 하는 사람에게 추천한다.

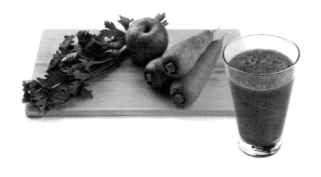

●● 재료(2~3잔 분량)

당근 2개(400g), 사과 1개(250g), 셀러리 조금(100g)

하루에 두세 번 나누어 마신다(아침식사 대용으로 한 번에 다 마셔도 좋다).

이 주스는 혈압 조절, 간 기능 회복, 요산 저하, 강장 등에 효과가 있다. 셀러리에는 몸속의 노폐물 덩어리를 용해하는 유기성 나트륨이 많이 들어 있으며, 셀러리 잎에 풍부한 피라진 성분은 혈전을 녹여 혈액 순환을 원활하게 한다.

당근, 파인애플, 오이 주스

혈압이 높고, 몸에 열이 나고, 잘 붓는 사람에게 추천한다.

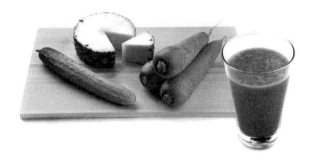

●● 재료(2~3잔 분량)

당근 2개(400g), 파인애플 조금(300g), 오이 1개(100g)

하루에 두세 번 나누어 마신다(아침식사 대용으로 한 번에 다 마셔도 좋다).
당근은 몸을 따뜻하게 하고 각종 장기의 기능을 높이는 채소다. 파인애플에 함유되어 있는 브로멜린 성분은 혈액을 응고하는 단백질인 피브린을 용해한다. 오이는 이뇨를 촉진해 혈액 속의 나트륨이나 노폐물을 배출함으로써 혈액을 맑게 해 고혈압이나 혈액 순환을 개선한다.

당근, 셀러리, 파슬리 주스

혈압이 높고, 중성지방이 많은 사람에게 추천한다.

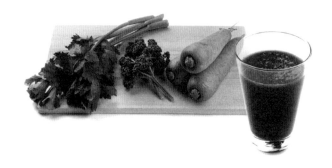

●● 재료(2~3잔 분량)

당근 2개(400g), 셀러리 조금(100g), 파슬리 조금(50g)

하루에 두세 번 나누어 마신다(아침식사 대용으로 한 번에 다 마셔도 좋다).
향신료로 알려져 있는 파슬리에 피라진 성분이 함유되어 있어 혈액
순환에 도움이 된다. 또한 비타민A와 비타민C는 물론 철, 칼슘, 마그네
슘 등의 미네랄도 풍부해 체내 염증을 억제하고 동맥경화를 예방한다.
파슬리는 혈당을 낮추는 효과가 있어 당뇨약을 복용하는 사람은 피
해야 한다. 신장이 약한 사람도 파슬리에 들어 있는 옥살산 성분으로
인해 과잉 섭취하면 좋지 않다.

청혈주스를 마실 때 주의할 점

청혈주스를 만들 때는 물의 양에 신경 써야 한다. 물을 넣지 않아도 되지만 일반적으로 물은 약 30cc 정도면 충분하다. 물을 지나치게 많이 넣으면 포만감이 커지고 맛이 떨어질 뿐만 아니라 효과도 저하된다.

귤이 없으면 키위, 딸기, 포도, 오렌지, 자몽 등으로 대체할 수 있다 (주스류는 제외). 다만 혈압약을 먹고 있는 환자는 자몽과 포도 대신 다른 과일을 선택하는 것이 좋다. 자몽과 포도를 혈압약과 함께 먹으면 간 해독에 문제가 생길 수 있다.

위장이 약하거나 열이 많은 사람은 생강과 양파의 약성 때문에 섭취 후 위통을 느낄 수 있다. 또한 열이 상기되어 머리가 아프거나 소화가 안 되고 가슴이 답답해지는 경우도 아주 드물게 생긴다. 이럴 때는 양파와 생강의 양을 조절하면 된다. 처음에는 미량만 넣어 먹다가 익숙해지면 차츰 양을 늘려간다.

우엉과 무는 청혈주스와 따로 먹는 것이 좋고, 다른 건강기능식품은 점심이나 오후에 먹거나 식후에 먹는 것도 괜찮다. 두부셰이크는 청혈주스를 마신 지 30분 뒤에 먹고, 밀가루 음식은 청혈주스의 효과를 떨어뜨리니 섭취를 줄여야 한다.

청혈주스를 마시는 동안에는 음주와 흡연을 자제하고, 고구마와 단호박의 섭취를 다소 줄이는 것이 좋다. 당근, 고구마, 단호박의 주성분이 베타카로틴인데 청혈주스에 들어가는 당근만으로도 필요한 만큼의 베타카로틴을 섭취할 수 있기 때문이다. 만약 청혈주스를 마시면서 고구마와 단호박까지 먹으면 베타카로틴 섭취량이 지나치게 많아지고, 이럴 때 암 발병률이 20% 이상 상승한다는 보고가 있다.

체내 노폐물을 배출하는
청혈장

아침식사 대용으로 좋을 뿐만 아니라 피 해독에 큰 도움을 주는 또 하나의 식품은 청혈장이다.

청혈장의 핵심은 쥐눈이콩으로 만든 청국장이다. 쥐눈이콩은 일반 검은콩보다 크기가 작아 마치 쥐의 눈처럼 보인다고 해서 붙여진 이름이다. 《본초강목》에는 쥐눈이콩에 대해 '신장을 다스리고, 부종을 없애며, 혈액 순환을 활발히 하고, 모든 약의 독을 푼다'고 언급되어 있다. 또한 노폐물 배출과 지방 분해 효과가 있어 다이어트에도 도움을 준다.

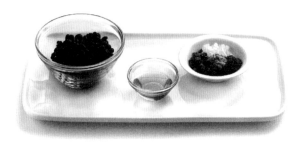

●● 재료(1인분)

쥐눈이콩으로 만든 청국장 조금(40~50g), 들기름 1스푼, 천일염 조금(1g), 고춧가루 조금(1g), 양파 조금(1g), 파 조금(1g)

●● 만드는 방법

1. 쥐눈이콩으로 만든 청국장, 들기름, 천일염, 고춧가루를 준비한다.

2. 양파와 파는 잘게 다진다.

3. 각 재료들을 모두 한 그릇에 담고 고루 섞어 먹는다.

　　많은 사람들이 알고 있듯이 청국장은 몸에 이로운 최고의 식품으로 칭송받고 있다. 특히 단백질과 지방, 탄수화물이 거의 완벽하게 조화되어 있으며, 콩을 삶아서 발효시킨 것으로 소화 흡수율이 뛰어나다. 게다가 각종 비타민과 미네랄을 함유하고 있고, 바실루스균에 의한 정장 작용이 탁월하며, 노화 방지 성분도 풍부하다. 청혈장은 노란 콩보다 안토시아닌이 훨씬 풍부한 쥐눈이콩을 사용하기 때문에 피 해독, 항산화, 항암 효과가 일반 청국장보다 더 좋다.

청혈장은 노약자나 당뇨병 환자, 성장기 아이들에게 많은 도움을 준다. 청혈장을 청혈주스와 함께 먹으면 효능 면에서 시너지 효과를 볼 수 있다.

만성질환을 다스릴
영양소 섭취하기

만성질환은 영양소를 골고루 섭취하면 호전될 수 있다. 다만 만성질환자들이 섭취해도 좋은 영양소는 따로 있다. 식사로 그 영양소들을 충분히 섭취할 수 없다면 건강기능식품으로 보충하는 것이 좋다. 다만 현재 복용 중인 약과의 상호작용을 확실히 알고 섭취해야 한다.

건강기능식품은 평판이 좋고, 임상 효과가 확인되고, 유기농 원료를 농축한 천연 제품을 선택해야 한다. 유기농 원료를 농축한 건강기능식품은 합성 제품보다 비싸지만 양질의 식물영양소를 많이 함유하고 있어 그만한 값어치를 한다. 영양소를 보충하는 것은 건강을 되찾고 수명을 늘리는 가장 효과적인 방법이니 비용이 들더라도 천연 유기농 제품으로 골라 섭취하자.

생명 유지에 꼭 필요한 비타민과 미네랄

비타민은 인체의 각 기능에 관여해 신진대사를 활성화하고, 성장을 촉진하며, 시력을 유지하고, 신경을 조절하는 등 인체에 없어서는 안 되는 유기 화합물이다. 체내에서 생성되지 않아서 반드시 따로 섭취해야 하는데, 부족하면 특유의 결핍 증상이 나타난다.

미네랄은 인체의 생리 기능에 필요한 영양소를 흡수하고 에너지로 전환시키는, 생명 유지에 없어서는 안 되는 영양소다. 체내 효소 작용과 해독 과정에도 관여해 세포가 정상적으로 활동하게 해 면역력을 높인다.

이렇게 비타민과 미네랄은 인체의 모든 대사에 관여하는 아주 중요한 영양소이지만 필요량은 소량에 불과하다.

비타민과 미네랄은 종류가 수십 가지인데 그중에서도 만성질환을 다스리는 데 도움이 되는 비타민과 미네랄은 다음과 같다.

비타민B군

비타민B군은 호모시스테인(혈관 질환을 일으키는 대표적인 물질)의 대사에 관여하는 영양소로, 필요한 양을 섭취하면 호모시스테인의 수치를 낮춰준다. 호모시스테인은 메티오닌이라는 아미노산이 분해되면서 나오는 중간 대사물질로, 농도가 과하면 혈관 벽을 손상시키고 혈전을 형성해 심혈관·뇌혈관 질환을 유발한다고 알려져 있다. 비타민B6, 비타민B12, 엽산(비타민B9)이 부족하면 호모시스테인의 양이 증가한다. 특히 엽산은 헤모글로빈의 형성에 관여하는 비타민B 복합체로서, 대장암의 위험성을 낮추고 혈관 기능을 향상시킨다. 부족하면 빈혈, 설염(舌炎), 설사 등을 겪게 된다.

푸른 잎채소와 동물의 간, 효모 등에 많이 들어 있다.

비타민C

비타민C는 콜라겐 합성, 항산화 작용, 소장에서의 철분 흡수, 카르니틴의 생합성과 면역 기능을 돕는다. 또한 위암과 뇌졸중의 위험성을 줄이고, 비타민E와 함께 섭취하면 심혈관 질환의 위험성을 낮춘다.

피망, 파프리카, 고추, 딸기, 레몬, 시금치, 연근, 브로콜리, 감귤류 등에 많이 함유되어 있다.

비타민D

비타민D는 암세포의 증식과 전이를 억제하는 것으로 알려져 권장량이 점점 높아지고 있다. 비타민D는 하루에 적어도 1,000~2,000IU는 보충해야 한다. 비타민D의 혈중 수치는 최소 37ng/㎖ 또는 90nmol/ℓ 이상이 좋다.

비타민D는 칼슘의 흡수를 도와 뼈를 튼튼하게 하고, 면역력을 강화하며, 심장을 강화하고 골다공증, 고혈압, 섬유근육통, 피부의 염증 질환, 당뇨병, 다발성경화증, 류머티즘 관절염의 위험을 감소시킨다. 또한 항염증 효과가 있어 전립선암을 포함해 여러 암의 위험성을 줄여준다.

비타민D는 하루에 20분 정도 햇볕을 쬐는 것으로 하루 필요량을 충족할 수 있지만, 노약자나 햇볕을 많이 쬘 수 없는 상황이라면 천연 재료로 만든 비타민D를 별도로 섭취할 필요가 있다. 햇볕을 쬐서 합성된 비타민D는 지용성 비타민이기 때문에 남은 양은 체내에 저장되었다가 필요할 때 방출되어 쓰인다. 그러니 봄부터 가을까지 햇볕을 듬뿍 자주 쬐어 비타민D를 축적해둘 필요가 있다.

비타민E

비타민E는 다른 비타민 및 보조인자들과 함께 작용하는 복합체다. 따라서 비타민E를 다른 항산화제와 조합해서 적절히 복용하면 각종 만성질환을 예방할 수 있다. 비타민E의 대표적인 기능은 항산화 작용이다. 적적량을 섭취하면 피부와 혈관 등 각종 세포의 산화가 억제되어 심혈관계가 건강해지고, 전립선암과 위암의 위험성은 줄어들며, 알츠하이

머의 진행 속도는 늦춰지고, 노년층의 면역 기능은 향상된다. 가장 훌륭한 비타민E는 알파·베타·델타·감마토코페롤로 불리는 다양한 인자들이 포함된 것이다.

시금치, 아스파라거스, 녹황색 채소, 견과류, 올리브, 아몬드 등에 많이 함유되어 있다.

코엔자임Q10

'비타민Q'라고도 불리는 코엔자임Q10은 항산화 및 항염증제로서 혈압을 낮추고, 면역 기능을 향상시키고, 파킨슨 증상을 감소시키는 데 도움을 준다. 코엔자임Q10이 울혈성 심부전증의 완화에도 도움을 준다는 연구 결과가 있지만 아직은 논란의 여지가 있다.

동물(소, 돼지)의 간·심장·콩팥, 등 푸른 생선(고등어, 정어리, 꽁치), 달걀, 콩, 브로콜리, 시금치, 현미 등에 풍부하다.

칼슘

칼슘은 뼈와 치아의 주성분으로 건강한 골격을 유지하는 데 도움이 되는 미네랄이다. 고혈압을 낮추고, 인슐린 저항성을 줄이며, 대장암의 위험성을 줄여준다.

멸치, 마른 새우, 녹색 채소, 해조류, 견과류, 치즈 등에 많이 들어 있다.

마그네슘

마그네슘은 근육의 수축과 이완을 돕는 동시에 신경전달물질을 조절해 뇌와 신경계를 조절하며 인슐린 저항성과 염증을 줄이는 데 도움을 주는 미네랄이다. 양질의 복합비타민에는 충분한 양의 마그네슘이 들어 있다.

맥아, 밀, 보리싹, 통밀 식품, 메밀, 고춧가루, 달걀노른자, 바나나, 콩류, 견과류, 씨앗류 등에 많이 함유되어 있다.

크롬

미량 미네랄로, 경구 섭취 시 인슐린 저항성을 감소시키는 효과가 있어 제2형 당뇨병에 사용될 수 있다. 당화혈색소(HbA1c)를 현저하게 떨어뜨리며, 혈중 콜레스테롤과 중성지방도 줄여준다. 다만 의사의 신중한 판단 하에 섭취해야 한다.

톳, 정어리, 바지락, 통곡물, 치즈 등에 풍부하다.

셀레늄

셀레늄은 항산화력이 뛰어나 유해산소로부터 세포를 지켜주는 미네랄이다. 면역체계, 생식 능력 등 다양한 생리학적 기능과 관련이 있으며 신경 기능에도 영향을 미친다. 심혈관 질환과 전립선암, 폐암, 대장암의 위험성을 줄여준다.

황다랭이, 정어리, 소고기, 표고버섯, 달걀, 닭고기, 시금치 등에 많이 들어 있다.

혈행과 신진대사를 개선하는 오메가-3 지방산

오메가-3 지방산은 불포화지방산의 일종으로 세포를 보호하고, 세포의 구조를 유지하며, 신진대사를 돕는다. 또한 혈액 속 중성지방을 낮춰 혈액 순환과 고혈압을 개선하고 인슐린 저항성, 염증, 심장마비, 알츠하이머 등을 줄여준다. 이 외에 오메가-3 지방산은 간, 심장, 지방, 뇌의 유전자 발현에도 영향을 끼치고, 수많은 자가면역질환을 완화하며, 대장암의 위험성을 낮춰서 결국 수명 연장에도 좋은 영향을 준다.

트랜스지방처럼 가공된 지방을 많이 먹는 사람은 오메가-3 지방산을 꼭 섭취해야 한다. 가공식품에는 오메가-6 지방산이 오메가-3 지방산보다 20~30배 이상 많이 들어 있어 만성질환의 원인이 되는 염증을 유발하기 때문이다.

오메가-3 지방산은 건강기능식품으로 섭취할 수 있는데 하루 1g이면 오메가-6 지방산과 균형을 맞출 수 있다(178쪽 참조). 오메가-3 지방산은 성인의 경우 불포화지방산인 DHA와 EPA가 모두 들어 있는 형태가 가장 좋다.

건강기능식품 형태의 오메가-3 지방산은 제조 과정에서 산패될 가능성이 높고 화학 첨가물이 들어갈 수 있으니 식품으로 섭취하는 것이 가장 안전하다. 등 푸른 생선, 연어, 참치, 들깨, 참깨, 아마씨, 호두, 발아한 씨앗, 올리브유, 아보카도, 시금치, 브로콜리 등에 많이 들어 있다.

만성질환의 위험성을 줄여주는 피토케미컬

피토케미컬은 채소와 과일에 들어 있는 식물성 화학물질로 식물 생리활성 영양소, 식물영양소라고도 한다. 항암 및 항산화 작용, 세포 손상 억제, 면역 기능 향상은 물론 심혈관 질환을 완화하고, 만성질환의 위험성을 줄여주고, 지방세포의 성장을 억제해 다이어트에도 효과적이다.

피토케미컬의 종류는 1만 종이 넘는데 베타카로틴, 라이코펜, 플라보노이드, 알리신, 레스베라트롤, 엘라그산, 안토시아닌, 설포라판, 카로티노이드 등이 잘 알려져 있다. 이 중에서 특히 만성질환에 도움이 되는 피토케미컬은 다음과 같다.

베타카로틴

체내에 베타카로틴이 일정 농도 유지되면 활성산소로 인한 암, 동맥경화증, 관절염, 백내장 등과 같은 만성질환을 예방할 수 있다. 그러나 과일 및 채소 섭취가 부족하거나 음주, 흡연 등의 습관이 지속되면 체내 베타카로틴 농도가 낮아진다.

베타카로틴은 기름에 녹는 지용성 비타민이므로 베타카로틴 함유 식품을 생으로 먹으면 흡수율은 8%에 불과하지만 기름에 조리하면 60~70%로 높아진다. 과잉 섭취해도 부작용이 없으며 주로 체내 지방조직에 저장된다.

당근, 클로렐라, 고추, 시금치, 쑥, 질경이, 곶감, 살구, 바나나, 김, 미역, 파래, 다시마 등에 많이 들어 있다.

라이코펜

라이코펜은 잘 익은 토마토 등에 들어 있는 일종의 카로티노이드 색소다. 항암 작용을 해서 전립선암, 폐암, 위암, 췌장암, 대장암, 직장암, 식도암, 유방암, 구강암, 자궁경부암 등의 위험성을 낮춘다.

토마토, 대추, 붉은 고추, 팥, 사과 등에 많이 함유되어 있다.

폴리페놀 : 카테킨, 레스베라트롤

폴리페놀은 우리 몸에 있는 활성산소(유해산소)를 해가 없는 물질로 바꿔주는 항산화물질 중 하나다. 폴리페놀의 종류는 수천 가지가 넘는다.

그중에서 비교적 널리 알려진 것은 녹차에 함유된 카테킨이다. 항암 및 항염증 효과가 있으며, 혈중 콜레스테롤과 중성지방 농도를 낮춤으로써 유방암, 방광암, 식도암, 췌장암 등의 위험성을 줄이고, 알츠하이머나 파킨슨병처럼 뇌 활동의 감퇴로 생길 수 있는 질병의 위험성을 낮춘다. 녹차, 자두, 커피 원두 등에 많이 들어 있다.

레스베라트롤 역시 폴리페놀의 일종으로, 항암 및 강력한 항산화 작용을 하며 혈중 콜레스테롤 농도를 낮추고 만성 염증을 줄인다. 오디, 땅콩, 포도, 라즈베리, 크랜베리 등의 베리류에 많이 함유되어 있다.

커큐민

커큐민은 항종양, 항산화, 항아밀로이드와 항염증 작용을 하며 산화에 의한 DNA 손상과 지질 과산화를 억제하고 뇌와 신경의 기능을 보호한다.

강황에 많이 함유되어 있다.

케르세틴

케르세틴은 항산화 작용으로 혈관 벽의 손상을 줄이고, 혈중 콜레스테롤의 농도를 낮춘다. 혈전의 형성을 막고, 동맥경화 등의 혈관 질환을 예방하며, 염증을 줄이고 전립선암의 위험성을 낮춘다.

양파와 사과에 풍부하다.

루테인과 제아잔틴

루테인과 제아잔틴은 실명(失明)에 이르게 하는 유해 화학물질로부터 망막을 보호한다.

양배추, 브로콜리, 케일, 시금치, 완두콩, 오렌지, 고구마, 호박, 키위 등에 많이 함유되어 있다.

장 건강과 체중 감량을 돕는 식이섬유

식이섬유는 장 건강에 좋은 영양소로 장내 유익균을 늘려 면역력을 높인다. 중성지방과 혈중 콜레스테롤을 낮추고 각종 노폐물과 유해물질을 배출시켜 지방간, 고지혈증, 동맥경화 등 각종 만성질환의 완화에 도움을 준다. 식이섬유는 물을 흡수하는 힘이 강해서 장내 수분을 흡수해 배변 양을 늘려 변비를 해결하고 숙변 제거에도 좋아 다이어트에도 효과적이다. 식이섬유의 섭취 권장량은 성인 1일 20~25g이다.

사과, 바나나, 고구마, 감자, 현미, 미역, 다시마, 버섯 등에 들어 있다.

염증의 위험성을 낮추는 글루코사민

글루코사민은 천연 아미노산의 하나로, 연골을 구성하는 필수 성분이다. 사람의 혈액이나 점액 속에 단백질과 결합된 형태로 다량 함유되어 있으며, 키틴을 염산 분해해 제조한다. 관절과 연골을 튼튼하게 하고 골관절염과 염증의 위험성을 낮춘다.

가재, 게, 새우, 조개 등의 갑각류나 오징어와 같은 연체류 등에 많이 들어 있다.

심장과 혈전 용해에 좋은
은행잎 추출물

은행잎 추출물은 예부터 심장과 혈전 용해에 좋다고 알려져 약차로 사용해왔다. 혈행과 기억력 개선에 도움을 주고 동맥경화와 심장병, 고콜레스테롤, 이질, 복통, 설사를 다스리는 데 효과적이다. 몇 가지 약물과 상호작용을 해 알츠하이머의 진행을 늦추기도 한다.

건강한 방법으로 육류 섭취하기

혈중 콜레스테롤 농도를 낮추려면 육류를 먹어서는 안 된다는 얘기가 있는데, 꼭 그렇지는 않다. 육류를 먹는 것이 문제가 아니라 육류의 지방이 혈액 속에서 굳는 것이 문제이기 때문이다. 오히려 육류를 무조건 멀리하는 것은 좋지 않다. 특히 노인들은 치매 예방과 장수를 위해서라도 적당량의 육류를 반드시 섭취해야 한다.

육류의 지방도 가끔 섭취해야 피 해독에 도움이 된다. 특히 좋은 콜레스테롤인 HDL콜레스테롤의 수치가 $40mg/d\ell$ 이하라면 고기의 섭취를 늘려야 한다. HDL콜레스테롤의 수치는 오로지 육류의 단백질과 포화지방산으로 높일 수 있기 때문이다. 지방은 탄수화물, 단백질과 함께 우리 몸에 꼭 필요한 3대 영양소 중 하나다. 1g의 지방이 체내에서 연소되면 9kcal의 열량을 낸다. 같은 양의 탄수화물과 단백질이 각각 4kcal의 열량을 내는 것에 비하면 에너지 생산량이 두 배 이상인 셈이다. 지방은 우리 몸의 주요 장기를 보호하는 역할도 한다. 트랜스지방처럼 나쁜 지방이 있는 반면, HDL콜레스테롤처럼 좋은 지방도 있으니 육류를 건강한 방법으로 적당량 섭취하는 지혜가 필요하다.

소고기를 먹을 땐 생강과 함께

소고기에는 몸에 좋은 단백질이 다량 함유되어 있다. 단백질은 인체를 구성하는 기본 물질로, 생명 그 자체이자 아이들의 성장과 발달을 돕는 필수 영양소다.

소고기의 단백질은 체내에서 20가지 아미노산으로 분해되어 사용된다. 이 중 절반가량이 필수 아미노산인데 근육, 장기 등을 생성하는 기본 물질로 쓰이고 각종 호르몬 및 효소, 신경전달물질 등을 만드는 데 사용되어 체내 수분의 균형을 이루고 대사를 조절하는 역할을 한다. 또한 항체를 구성하고, 필수 영양소와 생리활성물질을 운반하고 저장하는 데도 반드시 필요하다.

소고기에는 지방도 풍부하다. 하지만 혈액 속에서 제일 잘 굳는 것이 소고기의 지방이다. 소고기의 지방은 체온 36.5℃에서 분해되지 않고 바로 혈액 속으로 들어가 찌꺼기가 된다. 이렇게 굳은 지방은 '죽음의 덩어리'라고 불리는 혈전을 만들고, 혈전은 만성질환을 일으킨다.

이러한 소고기의 지방을 안전하게 먹는 가장 좋은 방법은 생강과 함께 소고기를 섭취하는 것이다. 생강은 소고기의 지방을 분해해서 굳지 않게 하므로 생강을 소고기와 함께 먹거나 소고기를 먹은 뒤에 생강차를 마시면 혈액이 정화되고 소화력까지 좋아진다. 또 생강만큼이나 소고기의 지방을 효과적으로 분해하는 것이 계피이니 적절히 활용하면 좋다.

생강이 소고기의 지방을 분해한다는 것은 다음의 실험을 통해서도 알 수 있다.

● 소고기의 지방이 하얗게 굳은 검은색 접시를 2개 준비한다.
● 36.5℃의 물과 진하게 끓인 생강차를 각각의 접시에 붓는다.
● 2개의 수건이나 휴지를 어느 정도의 두께로 접어서 각각 물과 생강차를 충분히 적신 뒤 소고기 지방을 닦는다.
● 물로 닦았을 경우 소고기의 지방이 닦이지 않고 밀려나기만 하고, 생강차로 닦았을 경우에는 눈에 띌 정도로 지방이 제거된다.

또한 소고기를 먹을 때 된장, 참기름을 곁들여서 먹으면 맛과 영양학적으로 찰떡궁합이다. 된장에는 단백질 분해 효소가 들어 있어 소화를 돕고, 참기름과 같은 식물성 기름은 혈관에 콜레스테롤이 침착되는 것을 방지하는 효과가 있다.

돼지고기를 먹을 땐 새우젓, 양파와 함께

돼지고기는 지방이 많고 감칠맛이 나서 많은 사람들이 즐겨 먹는다. 돼지고기의 지방 함량은 소고기보다 적으며, 포화지방산과 불포화지방산이 4:6의 비율로 함유되어 있다.

돼지고기는 체내 독성물질을 몸밖으로 내보내는 기능을 한다. 돼지고기의 지방은 고체에서 액체로 바뀌는 온도(융점)가 체온보다 낮아 위장에서 녹은 뒤에 중금속을 흡착해 몸밖으로 배출된다. 아라키돈산, 리놀산 등 돼지고기 속에 함유된 다량의 불포화지방산은 탄산가스를 중화시킴으로써 폐에 쌓인 독성물질을 중화시킨다. 이처럼 돼지고기는 수은, 납 등 독성물질을 체외로 배출시키는 해독 작용을 하는, 현대인에게 꼭 필요한 해독 식품이다.

그러나 돼지고기는 지방이 많은 고열량 식품이다. 과잉 섭취를 하면 안 되고, 섭취할 때 곁들이는 식품에 신경을 써야 한다. 곁들여 먹기 가장 좋은 것이 새우젓, 표고버섯, 양파 등이다. 새우젓의 효소는 고기 맛을 좋게 하고 소화를 돕는다. 표고버섯에는 양질의 식이섬유가 많아 콜레스테롤이 체내에 흡수되는 것을 막음으로써 만성질환을 예방한다.

양파는 콜레스테롤을 분해하고 혈액을 깨끗하게 하는 역할을 한다. 특히 삼겹살, 오겹살 등 지방이 많은 부위를 먹을 때는 양파를 함께 먹는 것이 좋다. 어느 양파즙 제조회사에서 실험을 했더니 돼지는 다른 음식은 다 먹어도 양파와 양파 찌꺼기는 먹지 않았다. 끼니를 굶긴 후 양파를 주어도 먹지 않았다. 다른 먹이와 양파를 섞어서 주면 주둥이로 양파를 한쪽으로 골라낸 후 다른 먹이만 먹었다. 그 이유는 양파에 체지방을 줄여주는 물질이 있는데, 피하지방이 풍부하고 살이 쪄야 하는 돼지가 본능적으로 양파를 기피하는 것으로 추측되었다.

닭고기는 껍질을 제거해 조리하기

닭고기는 육류의 산삼이라 불리며 임금의 보양식으로 오르곤 했다. 특히 오골계는 조선시대 19대 왕인 숙종의 병을 낫게 했다는 기록이 있다. 비장과 위장을 튼튼하게 하고, 소화력과 골수를 강하게 하며, 질병을 앓은 후 허약해진 몸을 회복하는 데도 좋다.

닭고기는 양질의 단백질과 비타민, 미네랄이 풍부하면서 지방과 칼로리가 매우 낮다. 닭고기의 지방 중 70%가 불포화지방산인데 피부 건강과 노화 방지에 효과적이다. 지방이 근육과 껍질 사이에 있어 조리 시 쉽게 제거할 수 있다는 장점도 있다.

닭고기는 소고기보다 근육섬유가 가늘고 연한 것이 특징이다. 지방이 근육 속에 섞여 있지 않아서 맛이 담백하고 소화 흡수가 잘된다. 특히 가슴 부분은 살이 희고 지방이 적어 맛이 담백하다.

옻은 모든 육류의 지방을 분해

고기마다 그 지방을 분해하는 음식이 다르다. 그런데 모든 육류의 지방을 분해하는 것이 있으니, 바로 옻이다. 소고기 지방, 돼지고기 지방, 닭고기 지방을 가리지 않고 모두 잘 분해한다. 《동의보감》에 의하면 옻은 어혈을 삭히고, 산후통을 낫게 하고, 소장을 잘 통하게 하고, 회충을 없애고, 혈훈을 낫게 한다. 《본초강목》에는 '옻은 9가지 가슴앓이와 어혈로 가슴이 아픈 것을 치료한다'고 되어 있다. 한의학적으로 '어혈을 풀어준다'는 것은 혈관 내 독소를 없애고 뭉친 것을 풀어준다는 의미다. 그 결과 면역력이 높아진다. 게다가 아토피피부염을 치료하는 것은 물론 체내 활성산소를 제거해서 노화를 막고, 관절염과 혈관 질환에도 효험이 있다.

하지만 옻 성분은 강력한 알레르기를 유발할 수 있어서 무분별하게 옻나무를 달여 복용하면 간 독성, 가려움, 두드러기는 물론 전신 염증으로 번질 수 있다. 체질에 맞는 사람만 먹어야 하고, 체질에 맞지 않으면 반드시 옻의 독성을 제거한 진액 형태로 섭취해야 한다.

'고기와 밥' 대신 '고기와 채소' 조합이 적합

우리나라 사람들은 고기를 먹을 때 잎채소에 고기와 밥, 마늘을 올리고 쌈장을 찍어 먹는다. 고기를 채소에 싸서 먹는 것은 아주 훌륭한 식습관으로, 채소를 고기보다 3배 정도 많이 먹는 것이 좋다. 생마늘을 쌈장에 찍어 먹는 것도 해독에 아주 큰 효과가 있다.

문제는 고기를 먹을 때 함께 먹는 밥이다. 고기와 밥은 서로 상극인 식품이다. 음식에는 복합 음식과 단순 음식이 있다. 채소와 샐러드는 단순 음식이다. 육류·조류·생선·달걀·유제품 등의 단백질 식품과 빵·국수·감자·곡류 등의 탄수화물 식품은 복합 음식이다. 복합 음식은 단순 음식보다 훨씬 더 많은 소화 에너지를 필요로 한다. 게다가 같은 음식군에 속하는 단백질 식품과 탄수화물 식품이라도 소화에 필요한 소화액이 다르다. 단백질 식품에 필요한 소화액은 산성이고, 탄수화물 식품에 필요한 소화액은 알칼리성이다. 산성과 알칼리성이 섞이면 중화되어 더이상 어느 한쪽의 성질을 갖지 못한다. 그러면 소화 속도가 느려지고 소화 시간이 연장되기 때문에 몸이 피곤해지고, 혈액이 탁해지고, 장에 노폐물이 쌓일 수밖에 없다.

그러니 단백질 식품인 스테이크를 먹을 때는 밥 대신 채소와 샐러드를 곁들이는 것이 좋다. '단백질 식품과 채소 샐러드' 혹은 '탄수화물 식품과 채소 샐러드' 식의 조합으로 먹으면 더 건강하게 지낼 수 있다.

보약만큼 좋은 것들 챙겨 먹기

음식 중에는 '보약'만큼 좋은 것들이 있다. 그중 첫 번째로 꼽히는 것이 현미밥이다. 두 번째가 청국장이고, 그다음이 무말랭이와 마른 표고버섯이다.

현미밥 1그릇에 흰밥 19그릇의 영양소가

식습관을 바꾼다면서 반찬만 채식으로 바꾸는 경우가 많은데, 그러면 반쪽의 효과만 보게 된다. 식습관을 바꾼 효과를 제대로 보려면 주식인 밥도 철저히 가려서 먹어야 한다. 가장 멀리 해야 하는 밥이 100% 도정한 쌀로 지은 흰밥이고, 가장 가까이 두고 매끼 먹어야 하는 밥이 도정하지 않은 현미밥이다.

현미밥 한 그릇의 영양소를 얻으려면 흰밥을 19그릇 이상 먹어야 할 정도로 영양소 함유량의 차이가 크다. 현미에는 필수 아미노산, 필수 지방산이 풍부하며 피탄산, 페놀, 셀레늄, 비타민E 등 여러 가지 비타민과 미네랄이 들어 있다. 이들 영양소의 95% 이상이 쌀겨와 쌀눈에 집중돼 있는데, 백미는 도정하는 과정에서 이 부분이 모두 깎이기 때문에 '백미에는 탄수화물만 있어 영양 부족의 원인이 된다'고 하는 것이다.

현미가 좋은 이유가 하나 더 있는데, 겉껍질에 질 좋은 식이섬유가 함유돼 있어 변비나 숙변의 해소, 만성질환의 예방에 좋다는 것이다. 어떤 이는 씹을 때 입안이 껄끄럽다면서 현미밥 대신 보리밥을 먹으면 안 되느냐고 묻는데, 보리쌀도 100% 도정하는 과정에서 풍부하던 식이섬유가 대부분 깎여나가기 때문에 백미와 영양 성분이 거의 흡사하다고 봐야 한다. 현미만으로 지은 밥을 먹기가 영 껄끄럽다면 찰현미와 멥현미를 반씩 섞어서 반나절 이상 물에 불린 뒤에 밥을 하면 씹기 좋은 현미밥이 된다. 위장에 문제가 있거나 소화 흡수가 어려운 사람은 현미와 잡곡을 섞어도 된다. 먹을 때는 30회 이상 충분히 씹는다.

3대 필수 영양소를
모두 갖춘 청국장

'밭에서 나온 소고기'라 불리는 청국장은 콩으로 만들어 단백질과 탄수화물, 지방 등 3대 영양소를 모두 갖춘 탁월한 건강식품이다. 청국장은 우리 몸에 들어가면 웬만한 약보다 효과가 뛰어난 항산화제이자 피해독제로 작용해 면역 체계를 지키고 노화를 지연시킨다.

청국장은 바실루스균이 콩을 발효시킴으로써 만들어진다. 바실루스균은 단백질의 체내 흡수율을 높일 뿐만 아니라 대장으로 들어가면 강력한 정장(整腸) 작용을 한다. 정장 작용이란 대장 안에서 인체에 유익한 유산균의 성장을 촉진하고 유해균은 억제시키는 효과를 의미한다.

청국장의 단백질에서 만들어지는 아미노산에는 식품을 통해서만 흡수할 수 있는 8가지 필수 아미노산이 포함되어 있다. 청국장의 지방은 대부분 불포화지방산으로 소화 흡수가 용이하고, 과다 축적된 지방을 녹인다. 우리가 음식을 통해 꼭 섭취해야 할 리놀레산 등의 필수 지방산도 포함되어 있다. 또한 비타민B_1·비타민B_2·비타민B_6·비타민B_{12} 등이 함유되어 있어 피로 해소와 면역력 강화에 좋고, 칼슘·철·마그네슘·인·아연·구리·망간·칼륨·셀레늄 등의 미네랄이 많이 들어 있어 뼈를 튼튼하게 하고 각종 질병을 예방한다.

햇볕에 말려 효능이 극대화된 무말랭이와 마른 표고버섯

무말랭이는 무를 말린 것이지만 효능 면에서는 생무와 확연하게 차이가 난다. 특히 햇볕에 말리면 식이섬유가 응축되어 말리기 전보다 무려 15배 늘어나고, 철 함유량은 48배, 칼슘은 22배나 많아져 빈혈이나 골다공증 예방에 좋다.

마른 표고버섯 역시 햇볕에 말리는 과정에서 효능이 극대화된다. 표고버섯은 단백질이 풍부하고, 지방이 적으며, 식이섬유가 풍부한 저열량 건강식품이다. 또 혈중 콜레스테롤 농도를 낮추는 에리타데닌이 들어 있는데, 표고버섯을 말리면 이 성분이 무려 12배나 늘어나고, 비타민D는 13배나 증가한다. 그래서 비타민D가 부족한 사람에게 특히 좋다.

버섯류는 암을 예방하는 식품이기에 평소 꾸준히 섭취하면 좋다. 버섯류에 함유된 베타카로틴은 면역력을 높이는 기능이 있다.

보약만큼 좋은 음식들

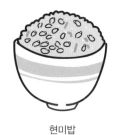

현미밥

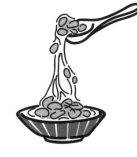

청국장

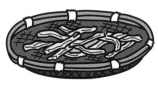
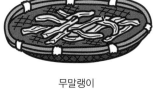

무말랭이

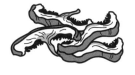

마른 표고버섯

식물성 식품 섭취로 체중, 혈압, 혈중 지방 관리하기

만성질환을 예방 및 치료하기 위해 피 해독을 하는 사람들에게 가장 중요한 것은 적정 체중을 유지하는 것이다. 그러기 위해서는 체중 관리에 좋은 식품의 섭취를 늘려야 한다. 그중에서도 식물성 식품은 혈압과 더불어 심혈관 질환의 발생률을 낮춘다. 채소에는 복합 탄수화물, 필수 지방산, 식이섬유, 칼슘, 칼륨, 마그네슘, 비타민C가 많고, 포화지방과 정제 탄수화물은 적어서 체중 및 콜레스테롤과 혈압을 관리하는 데 좋다.

만성질환자들에게 좋은 식물성 식품에는 셀러리, 마늘과 양파(황), 견과류와 씨앗류 또는 그 기름(불포화지방산), 푸른색 잎채소(칼슘과 마그네슘), 통곡물과 콩류(식이섬유), 브로콜리와 감귤류(비타민C) 등이 있다. 이 중에서 고혈압에 좋은 셀러리와 양파, 해조류에 대해 조금 더 자세히 알아보자. 또 혈액을 맑게 하는 지방인 오메가 지방산에 대해서도 알아보자.

혈압 관리에 아주 좋은 셀러리와 양파

셀러리는 고혈압에 효과가 있는 식품이다. 시카고대학교 의료센터의 연구자들은 연구를 통해 셀러리 줄기 4개 정도에서 검출된 3-n-부틸 프탈라이드가 동물의 혈압을 12~14% 정도 낮추고, 콜레스테롤 수치도 약 7% 낮추는 것을 밝혀냈다. 셀러리에는 혈전을 막는 피라진이라는 성분도 풍부하다.

양파 역시 고혈압에 아주 좋은 식품이다. 기린은 목이 길어 고혈압을 고질병으로 가지고 있다. 머리까지 혈액이 제대로 공급되기 위해서는 혈압이 높아야 하기 때문이다. 키가 5m가 넘는 기린은 심장에서 머리까지의 길이가 3m나 되고, 혈압은 160~300mmHg로 사람의 두 배가 넘는다. 심장의 크기도 인간은 300~600g에 불과하지만 기린은 12kg이다. 결과적으로 기린은 인간에 비해 약 30배나 혈압이 높다고 할 수 있다. 이런 기린이 아주 좋아하는 음식이 양파다. 동물원에서도 기린의 고혈

피 해독에 도움이 되는 식물성 식품들

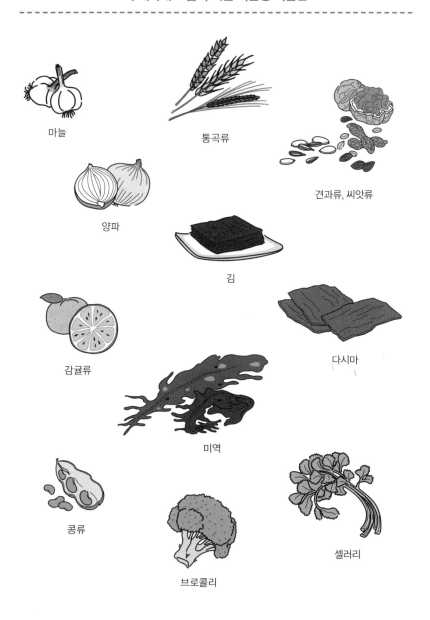

마늘

통곡류

견과류, 씨앗류

양파

김

다시마

감귤류

미역

콩류

브로콜리

셀러리

압 치료제로 양파를 이용하고 있다. 매일 먹는 양파만 거의 1kg에 달한다. 기린은 양파만 보면 본능적으로 먹으려고 한다. 양파를 먹인 기린이 그렇지 않은 기린보다 훨씬 더 오래 산다는 보고도 있다. 이러한 사실만 보더라도 양파가 고혈압의 예방 및 치료에 얼마나 도움이 되는지 알 수 있다.

피를 맑게 하는 해조류

다시마, 미역, 톳, 김 등 해조류는 영양 면에서는 채소와 비슷하지만 영양가나 건강에 미치는 영향은 채소보다 훨씬 크다. 해조류에는 단백질이 평균 10% 정도, 지질이 2~4% 정도 들어 있지만 대부분 식이섬유와 탄수화물로 구성되어 있다. 따라서 정장 작용은 물론 콜레스테롤을 억제하고, 당분과 발암물질 등을 제거하고 배설하는 작용을 한다. 해조류에는 나트륨, 칼슘, 칼륨, 철, 망간, 마그네슘 등의 미네랄이 풍부하며 특히 아이오딘(요오드)이 많다. 아이오딘은 갑상샘호르몬의 원료가 되어 신진대사를 높이고 젊음과 건강을 유지하는 데 도움을 준다.

해조류에 들어 있는 수용성 식이섬유는 장내 수분을 흡수해 배변의 양을 늘리고 특유의 점액 성분으로 수분이 부족한 변을 부드럽게 만든다. 갈조류인 다시마·미역·톳 등에서 추출되는 알긴산은 혈압을 낮추며, 혈당의 급격한 상승을 억제하는 작용도 한다. 해조류는 장 건강은 물론 혈액을 맑게 해 다양한 만성질환의 예방에 좋은 식품이다.

균형적인 섭취가 중요한
오메가 지방산 삼총사

우리가 먹는 기름 중에서 혈액을 맑게 하는 좋은 기름은 불포화지방산인 오메가-3 지방산, 오메가-6 지방산, 오메가-9 지방산이 골고루 들어 있는 기름이다. 오메가-9 지방산은 체내에서 합성되지만, 오메가-3 지방산과 오메가-6 지방산은 체내에서 생산되지 않는 필수 지방산으로 반드시 음식으로 섭취해야 한다.

중요한 것은 이 오메가 지방산 삼총사의 균형이다. 오메가-3 지방산과 오메가-6 지방산의 이상적인 비율은 1:1~1:4 정도인데, 현대인의 오메가-3 지방산과 오메가-6 지방산의 비율은 1:10 또는 1:50으로 균형이 깨져 다양한 질병에 시달리고 있다. 오메가-3 지방산과 오메가-6 지방산의 균형을 깨뜨리는 데 가장 큰 공헌을 하는 것이 바로 인스턴트 식품과 패스트푸드다. 오메가-3 지방산과 오메가-6 지방산이 균형 있게 유지되면 세포막에 탄력이 생기고, 뇌세포의 정보 전달 능력이 좋아지며, 근육이나 혈관이 정상적으로 기능할 수 있다.

오메가-3 지방산은 자연치유력과 면역력을 강화하고 염증 반응을 진정시키기 때문에 우리 몸의 면역 체계에서 없어서는 안 될 소중한 존재다. 오메가-3 지방산을 함유한 대표적인 식품은 연어, 고등어, 정어리 같은 등 푸른 생선과 아마씨유, 들기름(알파리놀렌산) 등이다. 오메가-6 지방산 중에서 가장 대중적인 지방산이 리놀레산인데 이는 홍화씨유, 옥수수기름, 참기름 등에 많이 들어 있다.

육류 중에는 오메가 지방산 삼총사가 고루 들어 있는 고기가 있고 그렇지 않은 고기가 있다. 방목해서 풀을 뜯어 먹고 자란 소고기에는 오메가 지방산 삼총사가 균형 있게 들어 있고, 축사에서 가둬놓고 사료로 키운 소고기에는 다중 불포화지방과 포화지방, 화학물질과 호르몬이 혼합되어 있다. 특히 살을 찌우기 위해 일상적으로 에스트로겐 주사를 맞아온 소의 고기라면 육질이 연하고 마블링이 풍부해 맛은 있지만 아이들의 경우 성조숙증이 유발될 수 있다. 그러니 좋은 환경에서 자라고 에스트로겐 주사를 맞지 않은 소의 고기를 골라 먹는 게 좋다.

오메가 지방산이 풍부한
식물성 기름들

들기름

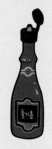

맛과 향이 고소하고 성질은 따뜻하다. 오메가-3 지방산이 차지하는 비율이 무려 60% 이상이라 암 발생률을 낮추고, 혈중 콜레스테롤 수치를 떨어뜨려 동맥경화를 완화하는 효과가 있다. 해독과 노화 예방에도 탁월하다. 들기름을 꾸준히 먹어 아토피피부염이 좋아졌다는 사례가 있고, 항산화 성분인 베타카로틴의 흡수를 도와 몸에 이로운 작용을 한다는 연구 결과도 있다. 피 해독 시에는 들기름을 오전과 오후에 공복 상태에서 한 숟가락씩 먹는 것이 좋다.

아마씨유

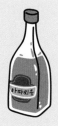

아마씨유는 두 가지 필수 지방산인 '알파-리놀렌산(오메가-3 지방산)'과 '리놀레산(오메가-6 지방산)'이 함유되어 있다는 점에서 특별하다. 등 푸른 생선보다 무려 7배나 많이 오메가-3 지방산이 들어 있다. 미국 약전에는 씨앗류로는 유일하게 아마씨가 등록되어 있으며, 독일과 일부 유럽 국가에서는 씨앗 자체를 의사가 약으로 처방할 정도다. 지방(콜레스테롤) 성분을 억제 혹은 감소시켜 관상동맥의 혈액 순환을 활성화하므로 심장 질환과 암 예방에 큰 효과가 있다. 아마씨유에는 대표적인 식물성 에스트로겐인 '리그닌' 성분이 지금까지 밝혀진 식물 중에서 가장 많이 함유되어 있다. 감소된 여성호르몬을 부작용 없이 대체할 수 있어 50~60대 여성들에게는 젊음과 아름다움을 되돌려주는 기름으로 알려져 있다.

올리브유

올리브유는 산패가 느리고 오메가-3 지방산의 비중이 높아 식용으로 많이 쓰인다. 올리브유에는 콜레스테롤 생성을 억제하는 불포화지방산이 85% 이상이고, 올레인산이 65~85% 정도 들어 있어 혈관을 깨끗히 하고 암에 대한 저항력 및 면역력을 높여준다. 올리브유는 '회춘의 기름'이라고도 불린다. 식용유 중 유일하게 올리브유에만 세포의 산화를 방지하는 폴리페놀 성분이 들어 있다. 이 외에도 불포화지방산과 비타민E, 프로비타민이 노화 예방은 물론 노폐물과 독소 배출을 돕는다. 올리브유 소비량이 많은 스페인과 그리스 등 유럽 여러 국가의 심장병 발병률이 현저히 낮다는 연구 결과도 있다.

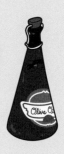

홍화씨유

홍화씨유에는 오메가-6 지방산 중 리놀레산이 가장 풍부해 콜레스테롤에 의한 동맥경화의 예방과 치료에 도움을 준다. 통증 완화, 독소 배출 효과가 있어 스포츠 마사지용 오일로도 활용되고 있다. 혈액 순환을 원활하게 하고 어혈을 제거하며 관상동맥 확장, 고혈압 치료에도 효과적이다. 홍화의 꽃은 부인병, 통경, 복통 등의 약재로도 쓰인다.

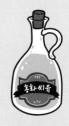

호두기름

《신농본초》와 《본초강목》에 따르면 호두기름은 맛은 달고 성질은 따뜻하다. 호두기름에는 단백질과 불포화지방산, 비타민A와 비타민E, 칼슘, 인, 철분, 식이섬유 등 몸에 좋은 영양소가 다량 함유되어 있어 폐경, 동맥경화, 허리 통증, 천식, 머리가 일찍 희어지는 증상에 효과가 좋다. 성장기 아이들의 뇌 발달에 좋으며, 치매 예방에도 효과가 좋다.

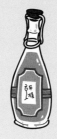

해독차와 해독탕으로 체온 유지하기

어혈, 담음, 식적 등으로 인한 체내 독소를 제거하려면 인체를 따뜻하게 해주는 것이 필수다. 기름기가 잔뜩 묻은 접시를 찬물로 닦으면 잘 닦이지 않지만 뜨거운 물로 닦으면 잘 닦이듯 우리 몸도 체온을 높이고 온기를 더하면 체내 독소가 더 쉽게 배출된다.

우리 몸에 온기를 더해 해독 작용을 돕는 것으로 해독차와 해독탕이 있다.

따뜻한 성질로
혈액 순환을 돕는 해독차

해독차의 대표적인 재료는 쑥, 생강, 계피이다.

쑥, 생강, 계피는 따뜻한 성질의 식품으로, 혈액 순환을 도와 어혈, 담음, 식적을 해소하는 효과가 있다. 특히 쑥은 어혈, 식적, 담음을 해소하는 데 가장 좋은 식품이다.

쑥당귀차

쑥은 성질이 따뜻해 딱딱하게 굳은 어혈과 기름 덩어리와 같은 담음을 분해해 몸밖으로 배출시킨다. 또 시네올이라는 독특한 향기 물질이 들어 있어 식욕을 돋우고 소화를 촉진해 식적을 개선한다.

《동의보감》 탕액편 초문에 의하면 당귀는 어혈을 풀어줄 뿐만 아니라 혈(血, 혈액뿐만 아니라 그 작용까지 포함)을 보강해준다. 복통을 멎게 하고 혈변을 낫게 하며, 여성의 경우 몸을 따뜻하게 해 하혈을 그치게 하고 임신이 잘되는 몸으로 만들어준다.

●● 재료

쑥 10g, 당귀 10g, 물 1ℓ, 꿀 약간

1. 쑥을 흐르는 물에 깨끗이 씻고 당귀는 편으로 자른다.

2. 손질한 쑥과 당귀를 분량의 물과 함께 냄비에 담고 센 불로 끓인다.

3. 물이 끓으면 불을 줄이고 10분간 우린 뒤 불을 끈다.

4. 꿀을 약간 넣어 하루에 1~3잔 마신다.

쑥생강차

쑥과 생강이 체내의 냉기, 습기를 없애고 오장에 쌓인 담음을 제거한다. 생강은 구토를 멈추게 하여 기침을 치료하는 효능도 있다.

●● 재료

쑥 10g, 생강 10g, 물 1ℓ, 꿀 약간

●● 만드는 방법

1. 쑥을 흐르는 물에 깨끗이 씻고 생강은 편으로 자른다.

2. 손질한 쑥과 생강을 분량의 물과 함께 냄비에 담고 센 불로 끓인다.

3. 물이 끓으면 불을 줄이고 10분간 우린 뒤 불을 끈다.

4. 꿀을 약간 넣어 하루에 1~3잔 마신다.

쑥계피차

쑥과 계피가 소화를 도와주고 식적을 없애준다. 《동의보감》 탕액편 목문에 의하면 계피는 속을 따뜻하게 해주고, 식적을 없애고, 혈의 찬 기운을 풀어준다.

●● **재료**

쑥 10g, 계피 5g, 물 1ℓ, 꿀 약간

●● **만드는 방법**

1. 쑥을 흐르는 물에 깨끗이 씻고 계피는 적당히 자른다.
2. 손질한 쑥과 계피를 분량의 물과 함께 냄비에 담고 센 불로 끓인다.
3. 물이 끓으면 불을 줄이고 10분간 우린 뒤 불을 끈다.
4. 꿀을 약간 넣어 하루에 1~3잔 마신다.

몸을 따뜻하게 하는
해독탕

해독탕의 주재료는 쑥, 감초, 검은콩이다. 쑥은 맛이 쓰고, 성질이 따뜻해 몸속의 어혈, 담음, 식적을 없애는 역할을 한다. 감초는 맛이 달고, 성질이 따뜻하며, 약재들의 독성을 없애고 모든 약재들을 조화시킨다. 볶거나 구워서 쓰면 위를 튼튼하게 하고 비장과 위장, 간을 따뜻하고 화평하게 하여 식적을 없애는 역할을 한다. 검은콩은 해독 작용이 탁월해 부종을 없애고 노폐물을 배출해 담음의 제거에 도움을 준다.

쑥감두탕

검은콩과 감초는 '감두탕'이라고 해서 《동의보감》에서 소개하는 최고의 해독제다. 이러한 감두탕에 혈관 청소에 탁월한 쑥을 더한 것이 쑥감두탕이다.

●● 재료

마른 쑥 10g, 감초 10g, 검은콩 10g, 물 1ℓ, 꿀 약간

●● 만드는 방법

1. 쑥과 검은콩을 흐르는 물에 깨끗이 씻고 감초는 적당히 자른다.
2. 손질한 쑥, 감초, 검은콩을 분량의 물과 함께 냄비에 담고 센 불로 끓인다.
3. 물이 끓으면 불을 줄이고 10분간 우린 뒤 불을 끈다.
4. 꿀을 약간 넣어 하루에 1~3잔 마신다.

마늘과 양파의 효능을 동시에 보는 꿀절임과 껍질물

마늘은 알리신 성분이 풍부해 살균 작용이 탁월하다. 알리신이 몸속에서 분해될 때 설펜산이라는 성분이 생기는데, 설펜산은 활성산소와 매우 빠르게 반응해 이를 제거하는 항산화 작용을 한다.

양파에는 케르세틴이 풍부하게 들어 있다. 케르세틴은 활성산소로부터 세포를 보호한다. 또 나쁜 콜레스테롤(LDL콜레스테롤)의 산패를 막아 심장병을 예방하고, 고혈압과 당뇨병을 완화한다.

마늘양파 꿀절임

《동의보감》에 의하면 마늘은 몸을 따뜻하게 하고 배 속에 있는 종양을 없앤다. 양파는 성질이 따뜻하고, 오장의 기에 모두 이롭다고 할 만큼 우수한 식품이다. 꿀은 오장육부를 편안하게 하고 기운을 돋우며 해독 기능이 뛰어나고 모든 약을 조화시키는 능력이 있다. 몸에 열이 있는 사람은 꿀과 마늘이 좋지 않은데, 양파를 함께 먹으면 그 성질이 중화되어 몸에 열이 많은 사람도 꿀과 마늘을 섭취할 수 있다. 마늘과 양파, 꿀의 비율은 2:1이 좋다.

마늘과 양파를 찌면 영양 손실이 거의 없으면서 매운맛 성분이 날아가고 단맛이 강해진다. 또한 소화 흡수가 잘되고, 위 점막에 자극을 덜

주어서 위장병이 있는 사람도 쉽게 먹을 수 있다.

●● 재료

마늘 3~4통, 양파 2통(마늘+양파 630g), 꿀 315g

●● 만드는 방법

1. 마늘은 껍질을 벗겨서 깨끗하게 씻는다. 양파는 껍질을 벗기고 4등분한다.

2. 손질한 마늘과 양파를 찜기에 넣고 10분 정도 찌고 5분간 뜸을 들인다.

3. 소독한 유리병에 2를 넣고 꿀을 넣는다.

4. 실온에서 3~5일 숙성 후 냉장고에 일주일간 보관했다 먹는다.

마늘양파 껍질물

마늘 껍질에는 마늘 알맹이보다 식이섬유가 4배, 폴리페놀이 7배, 항산화력이 1.5배나 많다. 마늘 껍질에 열을 가하면 항산화 성분인 폴리페놀, 플라보노이드가 증가한다. 폴리페놀은 강력한 항산화제로 활성산소를 없애주고 DNA와 세포막의 산화를 억제해서 활성산소에 의한 단백질과 지질의 손상을 막아주고 혈관을 보호한다.

양파 껍질에는 알맹이보다 케르세틴 함량이 많아 콜레스테롤 제거와 혈액 순환 개선에 도움을 준다. 양파 껍질의 크롬 성분은 인슐린 작용을 촉진해 혈당을 조절하는 데 도움을 준다.

●● 재료

마늘 껍질 4g, 양파 껍질 4g, 물 2ℓ

●● 만드는 방법

1. 마늘 껍질과 양파 껍질을 깨끗하게 씻어 말린다.
2. 마른 팬에서 1을 바삭하게 볶아준다.
3. 냄비에 물, 볶은 마늘 껍질과 양파 껍질을 넣고 30분 정도 끓인 후 마신다.

멀리할수록
좋은 것들

　피 해독으로 되찾은 건강한 몸을 유지하려면 절대로 해서는 안 되는 식습관이 있다. 이 금기 사항을 어기면 혈액은 다시 빠른 속도로 오염되고 몸은 과거로 되돌아갈 수밖에 없다.

술을 단숨에
많이 마시는 습관

　알코올을 섭취하면 심박출량(심실에서 1분 동안 뿜어내는 혈액의 양)이 증가해 혈관 벽을 자극하고 중추신경계와 자율신경계에 무리를 준다. 게다가 과음을 하면 혈관이 팽창했다가 수축하는 것을 반복해 혈관의 탄력이 떨어지기 쉽다. 얼굴빛이나 입술이 어두운 적색을 띠는 환자들의 경우 맥을 짚어보면 혈관의 탄력이 지나치게 떨어져 있거나 혈관의 반발력이 강한 경우가 많다.

술은 적당히 마시면 스트레스를 풀어주고 긴장을 완화해 오히려 만성질환의 치료에 도움이 된다. 하루에 알코올 20㎖ 정도, 즉 맥주 한 병, 소주 두 잔, 양주 두 잔이 가장 적당하다. 그러나 하루에 30㎖ 이상의 술을 마시면 고혈압이나 뇌졸중의 발병 가능성이 커진다. 그러니 한번에 많은 양을 마시기보다 한 잔도 여러 차례에 걸쳐 천천히 즐기면서 마시는 습관을 들여야 한다.

주량보다 더 중요한 것은 술을 마시는 속도다. 술을 단숨에 들이키면 갑자기 많은 양의 알코올이 체내에 들어와 몸이 받는 충격이 커진다.

술을 마실 때의 기분도 중요하다. 기분이 나쁘거나 우울할 때 마시는 술은 '술이 아니라 독'이 된다. 우리 몸은 알코올을 식초로 만든다. 술은 체내에서 식초가 되기 직전에 이른바 '아세트알데히드'의 형태로 존재한다. 문제는 아세트알데히드를 분해하는 효소의 분비량이다. 그 효소의 분비량이 많으면 술에 잘 취하지 않고 숙취도 별로 없지만, 효소의 분비량이 적으면 술이 빨리 취하고 잘 깨지도 않으며 숙취도 심하다. 기분이 좋거나 사람들과 즐겁게 이야기를 나누면서 술을 마시면 아세트알데히드 분해 효소가 많이 나오는 반면, 우울하고 기분이 나쁜 상황에서 술을 마시면 아세트알데히드 분해 효소가 적게 나온다. 기분이 나빠서, 우울해서 술을 마시는 것은 독을 마시는 것과 같아 결국 몸이 망가지는 악순환을 겪게 된다.

흡연하는 습관

흡연은 누구나 아는 '건강의 적'이다. 흡연은 백해무익한데, 만성질환자에게는 더욱 그렇다. 담배를 피우면 혈압이 급격히 올라가고, 동맥경화가 일어날 확률이 높아진다.

담배를 많이 피우면 심장과 폐의 기능도 떨어진다. 담배의 니코틴은 몸 안에 뻗어 있는 모든 동맥을 수축하는 자극제다. 담배를 피울수록 혈액 순환이 나빠지고 면역력마저 떨어지는 결과를 가져온다.

대사증후군을 부르는 식습관

탄산음료(청량음료)는 인슐린 저항성을 유도하므로 반드시 피해야 한다. 당뇨병에는 제1형 당뇨병과 제2형 당뇨병이 있다. 제1형 당뇨병은 췌장이 인슐린 생산 능력을 부분적으로 또는 모두 잃은 상태다. 대부분 어린 시절부터 발병하기 때문에 '소아당뇨병'이라고 불린다. 제1형 당뇨병은 전체 당뇨병의 약 5~10%에 달한다. 당뇨병의 대부분을 차지하는 제2형 당뇨병은 후천적으로 발생한다. 제2형 당뇨병이 오기 전에는 인슐린 저항성, 즉 대사증후군이라는 것이 생겨나기 마련이다.

대사증후군은 고혈압, 고혈당, 고지혈증, 비만이 한꺼번에 나타나는 것을 말한다. 대사증후군은 제2형 당뇨병의 전조 증상이지만 이 역시 심각한 건강상의 결과를 초래할 수 있다. 밝혀진 바에 의하면 심혈관 질환과 각종 암을 유발하고 건강 상태도 악화시킨다. 그러므로 지금 당장 대사증후군 여부를 알아보고 생활습관을 적극적으로 바꾸어야 한다.

다음은 국제당뇨병연맹이 규정한 대사증후군 진단 기준이다.

- 허리둘레가 남자 85cm, 여자 80cm를 초과할 때(한국인의 경우)
- 중성지방이 150mg/dℓ을 넘는 경우, 또는 고중성지질혈증을 치료 중인 경우
- HDL콜레스테롤이 남자 40mg/dℓ, 여자 50mg/dℓ 미만인 경우, 또는 저HDL을 치료 중인 경우
- 혈압이 135/85mmHg를 넘는 경우, 또는 고혈압을 치료 중인 경우
- 공복혈당이 100mg/dℓ를 넘는 경우, 또는 당뇨병으로 진단된 경우

대사증후군이 생기는 원인은 다양하다. 가장 대표적인 요인은 포화

지방, 붉은색 고기, 트랜스지방의 과잉 섭취와 채소와 과일의 불충분한 섭취다. 또 운동 부족, 복부 비만, 흡연, 과음, 탄산음료를 포함한 청량음료의 과잉 섭취도 대사증후군의 원인이 된다. 이러한 요인들은 인슐린 수용체의 기능을 해침으로써 대사증후군을 유발한다.

외식을 자주 하는 습관

가급적이면 외식을 줄이는 것도 만성질환에서 벗어나 건강을 유지하는 중요한 방법이다. 외식이 만성질환에 좋지 않은 이유는 칼로리가 높고 동물성 지방이 많은 음식을 과잉 섭취하기 때문이다. 그러니 외식은 가급적 안 하는 편이 좋다. 회식이나 모임처럼 어쩔 수 없이 외식을 해야 한다면 기름지거나 자극적인 음식의 섭취량을 줄이고 채소나 과일을 많이 먹는 것이 좋다.

외식은 나트륨(염분) 섭취량이 많다는 점에서도 주의가 필요하다. 성인이 필요로 하는 나트륨의 양은 하루에 5~6g으로 충분하다. 그런데 우리는 하루에 약 10~15g의 나트륨을 섭취한다. 과다한 염분 섭취는 신체에 수분을 저장시켜 혈류량을 늘린다. 이렇게 되면 심장이 더 많은 일을 하게 되어 고혈압을 유발하게 된다.

가공식품도 염분을 비롯해 다량의 인공감미료와 합성 화학물질이

멀리할수록 피 해독에 도움되는 습관

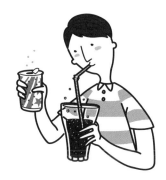

탄산음료 줄이기

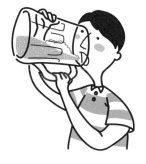

과음하지 않기

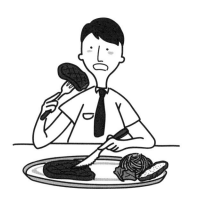

외식 줄이기

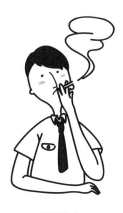

금연하기

들어 있으니 신경 써서 섭취해야 한다. 우리가 섭취하는 염분 중 소금의 형태로 섭취하는 것은 15%에 불과하다. 나머지는 가공식품으로 섭취한다. 합성 화학물질로 만든 식품은 고혈압을 유발하고 면역 체계에 악영향을 끼치는 내분비 교란 물질(환경호르몬)일 뿐이다.

그러니 라면, 스낵, 시리얼, 냉동식품 등 가공식품을 구입할 때는 라벨을 살펴 염분이 얼마나 많이 들어 있는지를 꼭 확인해야 한다. 1회 염분 섭취량이 간식용 가공식품은 200mg 이하, 식사용 가공식품은 500mg 이하인 것을 골라야 한다.

비워야
만성질환이
치료된다

요즘은 굶어서 죽는 경우보다 영양 과잉으로 인한 사망률이 훨씬 높다. 실제로 굶어서 질병이 생기는 경우는 치료하기가 쉽지만, 영양 과잉으로 생기는 다양한 질병들은 치료가 힘들다. 게다가 현대인은 양질의 음식이 아닌 각종 독소가 함유된 가공식품을 많이 섭취해 혈액이 탁해지고 식적과 담음으로 인한 독소가 몸속에 쌓여서 질병에 걸리는 일이 많다.

질 나쁜 음식으로 인해 몸속에 독소나 노폐물이 쌓이면 우리는 다양한 증상을 느낀다. 가장 먼저 정신적·육체적 피로가 잘 해소되지 않는다. 또한 위장에 문제가 생겨 소화가 잘 안 되거나 배변에 지장이 생긴다. 반면에 배변이 원활하고 소화가 잘되면 인체는 피로를 덜 느끼고 몸이 가벼워지는 등 불편한 증상이 많이 해소된다.

의술의 대가들은 해독과 함께 비움의 중요성을 말하면서 위장의 기능을 강조했다. 한의학 의술의 대가인 이동원 선생은 "만병이 생기지 않으려면 위장의 기능이 중요하고, 위장이 좋아지면 만병은 치료된다"고 했으며, 서양의학의 아버지인 히포크라테스는 "화식이 곧 과식"이라고 하면서 "과식을 하면 인체는 다양한 문제를 겪는다"고 했다. 또 그는 "질병이란 인체를 정화하는 증상이다. 증상이란 인체가 방어하고 회복하는 시간"이라고 했다.

동서양 의학의 대가들이 말한 것처럼 위장을 비우는 것은 혈액의 오염을 막고 건강을 지키는 첫 번째 수칙이자 가장 중요한 원칙임을 잊어서는 안 된다.

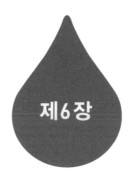

제6장

피를 해독하는
생활습관

햇볕 쐬며
비타민D 섭취하기

피부는 아주 중요한 해독 기관 중 하나다. 특히 낮에 잠시라도 피부에 햇볕을 쐬는 것은 우리 몸의 해독 스위치를 켜는 것과 같다. 피부에 침투하는 햇볕은 체온을 상승시키고 각종 기능을 활성화시키는 치료제로, 하루 20분 정도만 쐬도 치료 효과를 볼 수 있다.

햇볕을 쐬어 자외선이 피부에 침투하면 비타민D 합성이 일어나고, 비타민D는 혈압을 올리는 유전자를 억제해 혈압 상승을 막고 면역세포를 조절해 혈관 염증이나 혈전을 예방한다. 심장병과 뇌졸중의 위험성도 사전에 막을 수 있다. 햇볕을 쐬며 걸으면 체내에서 열이 발생해 면역력이 향상되고, 기분도 전환되어 정신 건강에 좋다.

햇볕 쬐기의 중요성에 대해서는 이미 증명되었다. 이탈리아의 안사(Ansa)통신은 '하루 2시간가량 신체를 햇볕에 노출시키면 암 발생률을 최대 50% 정도 줄일 수 있고, 피부세포에서 비타민D가 합성돼 전립선 암이나 유방암을 예방하는 데 상당한 효과가 있는 것으로 조사됐다'고 전했다. 영국 사우샘프턴대학교 연구진의 연구에서는 하루 20분만 자외선을 쬐어도 혈관이 확장되면서 혈압이 낮아지는 것으로 나타났다. 반면, 히잡을 쓰는 중동 국가에서는 만성적인 비타민D 결핍증을 앓는 사람들이 많은 것으로 알려지고 있다.

다만 햇볕을 너무 자주 쬐면 피부 노화가 다소 빠르게 진행되고 체질에 따라 검버섯이 생기는 경우가 있다. 그렇다고 해서 자외선 차단제를 바르면 피부에서의 비타민D 합성 작용이 이루어지지 않으니 주로 실내에서 활동하거나 지나치게 피부가 약해 햇볕을 많이 쬐지 못하는 사람이라면 정기적으로 천연 원료로 만든 비타민D 보충제를 적정량 섭취하는 것이 좋다.

비타민D를 함유한 대표적인 식품은 햇볕에 말린 표고버섯과 해조류, 등 푸른 생선 등이다. 마른 표고버섯은 표고버섯을 하루 정도만 햇볕에 말리면 된다.

저체온
극복하기

체온이 오르면 혈액 순환이 개선되고, 피 해독이 원활해지며, 면역력도 강해진다. 체온을 올리는 데는 족욕과 반신욕, 생강차가 좋다. 하지만 아무리 족욕과 반신욕을 하고 생강차를 마셔서 체온을 높여도 평소 저체온을 유발하는 방식으로 생활하면 그 효과가 반감되기 마련이다.

노벨 생리학상을 수상한 UCLA대학교 이그나르 박사는 체온을 높이는 것이 얼마나 중요한지를 다음과 같이 설명했다.

"중심체온(심부체온)이 0.5℃ 상승하면 혈관 내에 일산화질소(NO)가 작용해 모세혈관이 확장되어 혈액의 흐름이 좋아지고, 해독이 잘되고,

당뇨병과 고혈압과 고지혈증도 완화된다."

일본 온천협회에서는 체온을 높여야 하는 이유를 다음과 같이 밝혔다.

"중심체온이 1℃ 오르면 HSP(Heat Shock Protein. 열 쇼크 단백질)가 분비되어 모세혈관, 유전자, 상처가 회복되고 근(筋)단백이 합성되고 엔도르핀, 도파민, 세로토닌이 활성화되어 해독 기능이 일어난다."

저체온을 유발하는 습관 개선하기

체온을 올리기 위해 새로운 습관을 들일 수도 있지만, 기존의 저체온 유발 습관을 개선하면 더 수월하게 체온을 높일 수 있다. 우리의 일상에서 저체온을 유발하는 습관은 어떤 것이 있을까?

과식하지 말고 적당량 먹기

체내에서 열을 생산해 체온을 유지하는 기관과 그 비율을 보면, 근육이 전체의 22%를 생산하고, 간이 20%, 뇌가 18%, 심장이 11% 정도다. 그런데 과식을 하면 그 많은 음식을 소화 흡수하기 위해 다량의 혈액이 위장으로 몰린다. 그러면 열을 생산하는 기관으로 가야 할 혈액이 줄어들어 결과적으로 체내의 열 생산량이 줄어들고 당연히 체온도 떨어진다. 그러니 음식은 적당량 섭취해야 한다.

음성 식품 줄이기

한의학에서는 식품을 '양성 식품'과 '음성 식품'으로 나눈다. 양성 식품은 성질이 따뜻하고, 음성 식품은 성질이 차다. 몸을 차게 만드는 식품은 당연히 음성 식품이다. 수분이 많이 함유된 음료, 더운 지방에서 나는 과일, 영양 성분이 모조리 빠진 백설탕, 수분을 많이 함유한 잎채소와 생채소, 밀가루 음식, 화학조미료와 화학약품, 합성 화학물질로 만든 건강기능식품이 모두 음성 식품에 해당한다.

물도 대표적인 음성 식품이다. 찬물을 많이 마시면 몸은 차가워지고, 배출되지 않은 수분이 몸속에 쌓여 수독(水毒)을 일으킨다. 차가운 곳에서 자면 설사를 하고, 냉방에서 장시간 있으면 두통이 생기고, 비가 오면 신경통이 생기는 것 모두 수독 증상이다.

이러한 음성 식품을 많이 먹으면 체온이 떨어질 수밖에 없다.

천일염으로 필요한 염분 섭취하기

소금을 마치 건강의 적인 깃처럼 대하는 경우가 낳지만, 한의학에서는 염분이 몸을 따뜻하게 한다고 본다. 일본의 한 지역에서 고혈압이나 뇌졸중의 발병률을 줄이기 위해 염분 섭취를 줄였더니, 고혈압은 줄어들지 않고 오히려 뇌경색 사망률이 늘어났다. 이는 염분의 역할을 지나치게 과소평가해서 생긴 결과다.

염분을 너무 줄이면 체온을 유지하는 데 도움이 되지 않는다. 정제염은 반드시 피하되, 미네랄이 풍부한 천일염을 섭취하고 꾸준히 운동을 하면서 체내 나트륨을 배출한다면 심장에 부담될 일도 없고, 고혈압 걱정 없이 평균 체온을 유지할 수 있다.

스트레스 풀어버리기

스트레스가 지속되면 단지 마음만 불편한 것이 아니라 몸도 불편해진다. 자율신경계의 하나인 교감신경이 항진되면서 스트레스 호르몬인 아드레날린이나 노르아드레날린, 코티솔의 분비가 늘어나기 때문이다.

아드레날린은 혈관을 축소시켜서 혈액 순환을 나쁘게 하고, 체내에 노폐물이 잘 쌓이게 하며, 혈액 속의 콜레스테롤과 중성지방을 늘려 혈액을 오염시킨다. 또 혈전을 만드는 피브리노겐을 늘려서 혈액 오염을 촉진하고, 뇌 혈전과 심근경색을 유발하는 작용도 한다. 또한 코티솔의 양이 폭증하면 림프구의 항체 생산을 억제해 면역력이 떨어지고 각종 질병에 쉽게 걸린다. 그 결과 혈관이 수축되면서 혈액 순환이 나빠지고 몸이 차가워진다.

실내외 기온차 줄이기

실내와 실외의 온도 차이가 커도 체온이 낮아질 수 있다. 여름철이 가장 위험한 시기다. 에어컨 바람으로 20℃ 전후인 실내에 있다가 30℃ 전후의 실외로 나가면 외부 자극에 민감해진 자율신경계가 균형을 잃는다. 이런 상황이 자주 반복되면 피로가 쉽게 풀리지 않고, 숙면을 취할 수 없으며, 식욕이 떨어지는 것은 물론 어깨가 결리고 손발이 차가워지는 부정형 신체증후군이 나타난다. 결국 자율신경계의 혼란은 혈액 순환을 악화시키고, 호르몬 계통이나 소화기 계통의 기능도 나빠지게 한다.

체온을
높이는 습관

기존의 저체온 유발 습관을 개선하면서 동시에 체온을 높이는 습관을 실천하면 체온이 높아지면서 다양한 건강 증진 효과를 볼 수 있다.

족욕하기

족욕을 일상화하면 체온 관리가 잘된다. 족욕은 제2의 심장인 발을 따뜻하게 함으로써 전신의 혈류를 좋게 만드는 방법이다. 발바닥에는 강압점(후용천혈. 복사뼈 중심을 지나는 수직선이 만나는 점으로, 발뒤꿈치에서 1/3 지점), 실면점(용천혈. 발바닥 중앙선과 복사뼈 중심을 지나는 수직선이 만나는 점으로, 발가락에서 1/3 지점)은 물론 각종 장기에 대한 반응점이 있다.

발이 따뜻하면 머리의 열이 내려가면서 초조와 불안, 불면증, 어깨 결림, 고혈압, 뇌졸중, 심근경색의 예방과 개선에 도움이 된다. 신장의 혈류가 좋아지고 배뇨가 촉진되어 부종이 해소되는 것은 물론, 혈액 순환이 촉진되어 체온이 올라간다.

족욕은 발을 42℃ 정도의 물에 15~30분간 발목까지 담그면 된다. 물이 좀 식었다 싶으면 뜨거운 물을 더 부어 42℃ 수온을 유지한다. 통증이 있으면 천일염을 한 움큼 넣고, 발에 냉한 기운이 있으면 생강 1개를 갈아서 넣는다. 독소 배출 효과를 높이려면 흑설탕을 넣는다.

반신욕하기

반신욕도 체온 관리에 도움이 된다. 반신욕은 38~40℃의 물에서 30분간 매일 하는 것이 좋다. 여름에는 38℃, 겨울에는 40℃ 정도의 물이 적당하다. 탕에 들어갈 때는 발부터 물에 담그면서 천천히 탕 안으로 들어가야 하며, 목까지 물에 담그는 것은 되도록 피한다. 탕 속 깊이 몸을 담그면 수압이 가해져 심장에 부담을 주기 때문에 가슴 아래,

배꼽 위 부분까지 몸을 담그는 것이 효과적이다. 건강을 위해 반신욕을 하는 것은 좋지만 지나치게 물이 뜨거우면 고혈압 환자에게는 해가 된다. 물이 너무 뜨거우면 피부가 자극을 받아 혈관이 급격히 수축해 혈압이 올라간다.

하루에 한 번, 잠자리에 들기 전에 반신욕을 하면 부교감신경이 자극되어 몸과 마음의 피로와 긴장이 풀어지고 혈압을 낮추는 데 도움이 된다. 세포를 활성화하는 효과도 있어 혈액뿐만 아니라 기혈의 순환을 도와 피부 미용에도 좋다. 단, 실내와 실외의 기온차가 심한 겨울철에는 목욕 후 실내에서 어느 정도 몸 상태를 안정시킨 뒤에 움직이는 것이 좋다.

뜸 뜨기와 마사지하기

뜸으로 몸에 열을 가하면 몸속의 냉기가 줄어들면서 체온이 오르고, 혈액 순환이 좋아지며, 자연치유력이 상승한다. 근육의 긴장이 완화되고, 정신적인 스트레스도 풀린다. 어혈도 제거되는데, 이는 곧 혈관 건강으로 이어진다. 뜸은 일주일에 1회 이상 정기적으로 떠서 중심체온(심부체온)을 높이는 것이 좋다.

마사지는 피부를 자극함으로써 혈액 순환을 촉진하며, 기혈의 흐름을 활성화하고, 근육의 긴장 완화와 스트레스 해소에 좋다.

체온을 높이는 습관

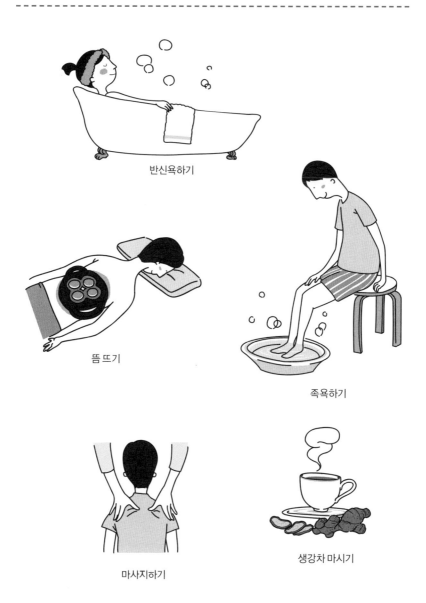

반신욕하기

뜸 뜨기

족욕하기

마사지하기

생강차 마시기

생강차 마시기

찬물보다는 따뜻한 물을 마시고, 따뜻한 생강차나 생강홍차를 마시면 몸이 따뜻해진다.

생강홍차는 뜨거운 홍차 한 잔에 생강 간 것 약 10g 또는 생강즙을 넣고(처음에는 소량을 넣고, 익숙해지면 점차 양을 늘린다), 유기농 설탕이나 꿀로 단맛을 조절해서 마시면 된다.

저체온을 극복하고 중심체온을 높이는 것은 몸을 편안하게 만드는 것을 넘어 맑은 혈액과 튼튼한 혈관을 유지함으로써 우리 몸의 건강을 되찾는 아주 중요한 일임을 잊어선 안 된다.

많이 움직이고, 푹 자고, 긍정적으로 살기

만성질환을 예방하고 치료하는 가장 중요한 습관은 일상에서 많이 움직이는 것이다. 고지혈증의 경우 조금만 운동량을 늘려도 혈중 콜레스테롤 수치가 확연하게 떨어진다. 운동을 꼭 별도의 시간을 내서 할 필요는 없다. 엘리베이터보다 계단을 이용하고, 실내에서 리모콘을 사용하는 대신 몸을 움직이는 것도 운동이 된다. 다만 무리하게 운동하면 역효과가 나니 가볍게 움직이는 정도가 좋다.

가장 좋은 운동은 걷기다. 이때 피곤하다고 느낄 정도까지 해서는 안된다. 산책 삼아 숲과 나무가 우거진 공원을 걸으면서 폐활량을 늘리고 신선한 산소를 흡입하면 혈액을 깨끗이 정화하는 데 많은 도움이 된다.

명상처럼 긴장을 풀어주는 활동도 좋다. 무엇보다 중요한 것은 시간을 정해서 규칙적으로 꾸준히 몸을 움직이는 것이다.

밤에 숙면을 취하는 것도 건강의 지름길이다. 인간은 앉거나 서서 생활하므로 뼈가 체중을 지탱하고 심장은 부지런히 활동을 한다. 이때 뼈는 단순히 기둥 같은 구조체 역할만 하는 것이 아니다. 뼈는 혈액 속의 산소와 영양소를 소비하고, 뼈 속의 인산을 소비하며, 에너지를 이용하여 근육으로 중력작용에 저항하고, 조혈하면서 전신을 지탱한다. 그만큼 인간은 네발 동물보다 많은 에너지를 쓰고, 펌프 역할을 하는 심장은 큰 부담을 받는다.

우리 몸은 누워서 뼈를 쉬게 하는 동안에만 골수에서 조혈을 할 수 있다. 뼈가 적절히 휴식하고 충분한 수면을 취하지 않으면 대사장애가 일어나서 질병에 걸릴 위험이 아주 높아진다. 이미 질병을 앓고 있는 사람이 충분히 숙면하지 않으면 질병에서 벗어나지 못하는 것도 이런 이유 때문이다.

아이들은 하루에 10~12시간, 어른은 7~9시간 정도 몸을 쭉 펴고 누워서 깊은 잠을 자야 한다. 그래야 골수에서 조혈을 하고 약 100조 개의 세포가 리모델링 과정을 충분히 거쳐서 신진대사가 정상적으로 이루어진다. 뼈의 휴식이 부족하면 노화나 질병이 유발되니 혹시라도 밤에 6시간밖에 못 잤으면 틈틈이 쪽잠을 자서라도 하루 수면 시간을 채우는 것이 좋다.

수면의 양도 중요하지만 매일 일정한 시간에 자고, 일정한 시간에 일

만성질환을 예방하는 습관

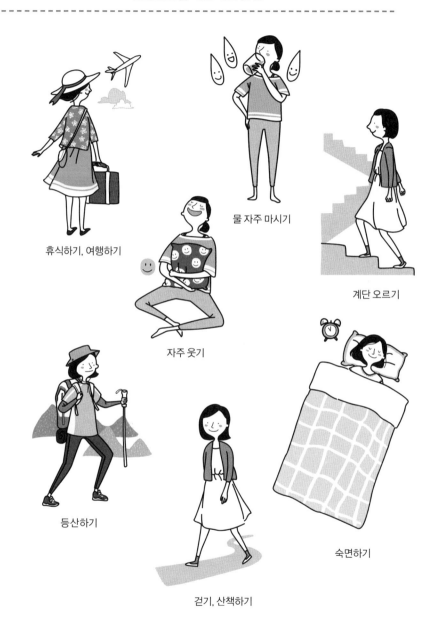

휴식하기, 여행하기

물 자주 마시기

계단 오르기

자주 웃기

등산하기

걷기, 산책하기

숙면하기

어나는 규칙적인 수면 습관도 건강관리에 중요하다. 자연의 섭리를 어기고 밤늦게까지 깨어 있으면 인체는 교감신경이 항진되어 무리가 생긴다. 아무리 늦어도 오후 10~11시 전후에는 잠자리에 들고, 오전 5~7시 전후에 일어나야 한다.

잠자리 머리맡에 물주전자를 두고 취침 전 물을 한 잔 정도 마시고, 아침에 일어나서도 물을 한 잔 마시는 것이 좋다. 잠자는 동안에는 땀과 호흡을 통해 1ℓ나 되는 수분이 빠져나간다. 혈액의 수분도 줄어들어 걸쭉해지기 때문에 혈액 순환이 원활하지 못하다. 새벽에 갑자기 뇌경색증이 생기기도 하는데, 잠자기 전에 수분을 충분히 섭취하면 어느 정도 예방할 수 있다.

마음을 가다듬고 스트레스를 제때 푸는 것도 만성질환의 예방과 치료에 중요하다. 자신이 해결할 수 없는 스트레스 상황이라면 자신을 괴롭히기보다 그 상황을 받아들이고 즐기려는 긍정적인 마음가짐이 필요하다. 또한 스트레스를 적극적으로 해소하는 노력도 해야 한다. 여행, 운동, 취미활동을 하거나 많이 웃는 것도 도움이 된다. 억지로라도 웃으면 부교감신경이 활성화되어 마음이 긍정적으로 바뀌고 면역력도 높아진다.

고관절 벨트로 허벅지 묶기

고관절 벨트로 허벅지를 묶으면 틀어진 골반을 곧추세우고 자세가 바로 잡히면서 혈액 순환이 좋아진다. 요즘 사람들은 주로 실내에서 의자에 앉아 생활하기 때문에 골반이 틀어지거나 등과 허리가 굽어 혈액 순환이 제대로 이루어지지 않는 경우가 많다. 이러한 상황이 지속되면 허리와 목 주변에 통증이 유발되고, 하체 비만의 원인이 되기도 한다.

그러나 앉은 자세에서 허벅지를 묶어주면 고관절이 탈구되지 않고, 척추가 바르게 되며, 백회혈(百會穴)과 회음혈(會陰穴)이 훨씬 잘 소통되어 혈액과 경혈의 흐름이 좋아진다. 기의 흐름이 좋아지니 당연히 해독력이 생기는 것이다. 뿐만 아니라 신진대사가 활발해지고 피로감이 감소하고 오래 앉아 있어도 고관절과 허리에 부담이 적다.

벨트로 고관절을 묶어줄 때는 양 허벅지가 붙도록 강하게 묶는 것이 가장 좋다. 책상에 오래 앉아 있는 수험생과 직장인들은 허벅지를 묶고 앉아 있으면 자세가 안정되어 피로가 적고 허리나 고관절에 부담이 적다. 많은 사람들이 이렇게 양 허벅지를 묶는 것만으로 허리 질환, 어깨 결림, 악관절을 고치는 경우가 의외로 많다.

처음에는 약 30분 정도 한 뒤에 일어나서 걷거나 스트레칭을 해야 한다. 낯선 자세를 오래 유지하다 보면 오히려 혈액 순환이 방해받을 수 있기 때문이다. 기존 자세에 익숙해졌던 몸이 갑자기 뒤바뀌기 때문인데, 시간 간격을 두고 스트레칭을 하면 점차 몸이 적응을 한다.

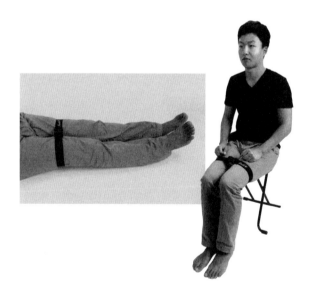

대나무로
경혈 풀어주기

  인체의 경혈과 근육을 풀어주면 전신의 혈액 순환이 좋아지면서 독소 배출이 활성화된다. 그 영향으로 피로가 빨리 해소되고 긴장이 완화되어 숙면을 하고 배변이 좋아진다.

  특히 대나무 경혈운동기로 백회혈, 풍지혈, 대추혈, 견정혈, 곡지혈, 족삼리혈, 삼음교혈, 용천혈 등 8개의 혈 자리를 두드리면 혈액의 흐름이 크게 개선된다. 머리의 혈액 순환은 백회혈과 풍지혈을, 어깨의 혈액 순환은 대추혈과 견정혈을, 손의 혈액 순환은 곡지혈을, 발의 혈액 순환은 족삼리혈과 삼음교혈을, 전신의 혈액 순환은 용천혈을 두드리면 좋아진다. 용천혈은 대나무를 밟아줘도 효과가 좋다.

대나무로 경혈을 풀어주는 것은 부작용이 없고, 집에서 편안하게 수시로 할 수 있으며, 운동할 시간을 따로 낼 필요가 없기에 바쁜 사람들도 충분히 할 수 있다.

혈액 순환과 독소 배출에 좋은 주요 경혈들

정수리에 있는 백회혈

정수리 부위에 있는 백회(百會)는 '모든 경락이 모이는 곳'으로 인체를 조율한다. 백회의 정확한 위치는 인체의 정중선과 두 귀를 연결하는 머리 정 가운데의 선이 교차하는 곳이다. 가볍고 약하게, 청아한 목탁 소리가 나는 정도로 두드리는 것이 좋다.

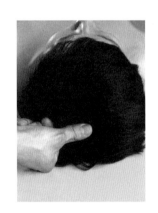

백회혈을 자극하면 과중한 스트레스로 인한 두통이 사라질 뿐만 아니라 머리가 맑아지고, 정신이 안정되며, 온몸의 혈액 순환이 촉진되어 인체가 활성화된다. 탈모를 예방하고 손상된

머릿결을 윤기 나는 모발로 재생하는 효과도 있다. 현기증, 코 막힘, 고혈압, 중풍, 이명, 실어증, 탈항(脫肛), 자궁 탈수, 쇼크, 발작성 정신 이상, 설사, 이질, 불면증, 꿈을 많이 꾸는 증상에도 효과가 좋다.

귀 뒤쪽에 있는 풍지혈

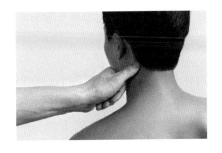

풍지(風池)는 귀 뒤에서 후두부 정중선에 손을 대고 아래로 더듬어 가면 움푹 들어간 부위로, 누르면 아픈 부위다. 얼굴을 손과 반대 방향으로 돌려 긴장시킨 뒤 목의 근육을 대나무 끝으로 가볍게 위아래로 두드리면 좋다.

풍지혈은 경락을 소통시키고 머리를 맑게 하고 눈을 밝게 한다. 현기증, 축농증, 중풍, 감기, 열병, 이명, 안질(眼疾), 비염, 반신불수, 뇌 질환, 고혈압, 발작성 정신 이상, 가려움증, 풍진, 버짐, 여드름, 신경성 피부염, 탈모증, 안면 신경마비, 안면 근육 경련, 기폐(氣閉)로 인한 이농(耳聾, 귓속에서 고름이 나오는 질병), 뒷머리와 뒷목이 뻣뻣하면서 아픈 증상, 눈이 충혈되고 아픈 증상에 효과가 좋다.

등 위쪽에 있는 대추혈

대추(大椎)는 제7 경추극돌기 아래에 있다. 손으로 등 부위의 경추 아래쪽으로 쓰다듬어 내려 갈 때 가장 높이 솟은 부위가 바로 대추혈이다. 대추혈에 노폐물

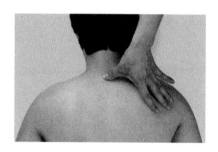

이 쌓이면 머리와 팔, 몸의 아래쪽으로 내려가는 기혈의 순환이 막혀 머리가 아프거나 팔이 저리거나 어깨가 아프다. 심하면 중풍이 올 수도 있다. 경추 7번 뼈는 가볍게 두드리고, 주위의 근육은 강하게 둔탁한 소리가 나도록 두드리는 것이 좋다.

대추혈을 자극하면 발열, 감기, 기침, 호흡 곤란, 기관지염, 천식, 폐결핵, 폐기종, 발작성 정신 이상, 견배통(肩背痛), 열병, 혈액 질환, 두통으로 목이 뻣뻣해지거나 뼈마디가 후끈거리면서 열이 나는 증상 등을 가라앉힌다. 또한 수승화강(水升火降, 찬기가 위로 오르고 열기가 내려가는 것)이 잘 이루어져 호흡기나 폐 질환을 완화한다. 척추에 무리가 갔거나 몸이 굽혀지지 않는 증상에도 효과가 좋다.

어깨 한가운데에 있는 견정혈

견정(肩井)은 어깨 한가운데에 있는 혈로 '움푹 팬 우물'과 같다는 뜻

에서 붙여진 이름이다. 어깨 윗
부분의 대추혈과 견봉(肩峰)을 이
은 선의 가운데에 있다. 대나무
로 견정혈을 자극할 때는 쇄골을
피해가며 강하게 두드리는 것이
좋다.

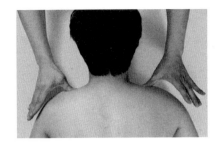

　견정혈을 자극하면 경락이 소통되고 기를 다스려 담과 울혈이 없어
지고 뭉친 것이 풀어진다. 중풍, 기능성 자궁 출혈, 견관절 주위염, 경
부 임파선 결핵, 뇌졸중으로 인한 반신불수, 목과 뒷머리가 뻣뻣하면서
아프거나 어깨와 등이 아플 때, 팔을 들어 올리지 못할 때 효과가 좋다.
특히 수험생은 물론 과도한 컴퓨터 사용으로 늘 어깨가 피로한 직장인
에게 꼭 필요하다. 어깨 관련 질병 및 오십견에도 효과가 있다.

팔꿈치에 있는 곡지혈

　곡지(曲池)는 손바닥을 반대쪽
가슴에 대고 팔목을 구부렸을
때 팔꿈치 가로무늬 바깥쪽 끝에
있다. 곡지혈은 대나무 끝으로 중
간 정도의 힘으로 두드린다.

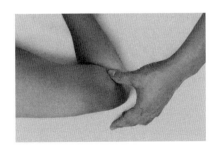

　곡지혈을 자극하면 노화로 생기는 증상들이 완화된다. 45세 이후에

는 노안이 오는데 곡지를 자극하면 눈이 밝아진다. 또 풍열이 없어지고 복통, 구토, 설사, 고열, 빈혈, 고혈압, 탈모증, 반신불수, 정신 착란, 알레르기 질환, 구안와사(口眼喎斜), 상지관절통(上肢關節痛), 얼굴 버짐, 여드름, 피부병, 두드러기, 인후통에 효과가 있다. 팔꿈치와 팔이 아플 때 이곳을 자극하면 통증이 완화된다.

무릎 아래쪽에 있는 족삼리혈

족삼리(足三里)는 경골(脛骨) 외측에서 엄지손가락 가로 폭만 큼의 거리에 있다. 족삼리혈을 자극할 때는 중간 정도의 힘으로 정강이뼈를 피해서 두드려야 한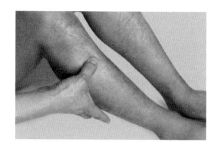

다. 여자는 오른쪽, 남자는 왼쪽을 자극해도 된다.

매일 하루에 5회 정도, 한 번에 5~10분 정도 자극하면 좋다.

족삼리혈을 자극하면 경락이 소통되고 혈압이 내려간다. 또한 비위가 튼튼해지고 신기(腎氣)가 북돋워지며 경락이 소통하고 군살이 빠진다. 헛배 부름, 몸이 야위거나 다리가 아픈 증상에도 좋다. 황달, 부종, 구토, 설사, 변비, 빈혈, 이질, 천식, 급성 및 만성장염, 급성 췌장염, 궤양성 질환, 소화기계 질환, 생식세동 질환, 알레르기성 질환, 탈모, 쇼크, 허약 체질, 신경쇠약, 비만, 안면 부종, 안면 근육 경련, 여드름에 효과가 좋다. 심장이나 머리로 열이 올라가는 것을 방지하고, 정신과 신경을 안정시켜 혈압을 낮추므로 고혈압과 중풍을 예방하고 치료하는 데 효과적이다.

45세 이상의 성인은 족삼리와 곡지를 자극하면 눈이 밝아지고 혈압이 내려가 중풍을 예방한다.

복숭아뼈 위쪽에 있는 삼음교혈

삼음교(三陰交)는 안쪽 복사뼈에서 위로 네 손가락을 대면 위치하는 부위로, 누르면 다른 부위보다 더 아프다. 삼음교를 자극할 때는 정강이뼈를 피해서 중간 정도의 강도로 가볍게 두드린다.

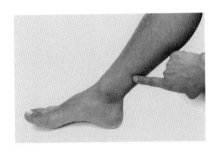

매일 하루에 5회 정도, 한 번에 5~10분 정도 자극하면 좋다.

삼음교혈은 비위를 조절하고, 간과 신장의 기를 북돋우며, 혈액 순환을 원활히 한다. 비위가 허약하거나 배가 더부룩하고 장에서 소리가 나거나, 소화되지 않은 음식 찌꺼기를 설사하거나, 눈이 충혈되고 부어오르며 아프거나, 얼굴이 누렇게 뜨거나, 얼굴이 붓는 증상 및 두드러기, 기미, 안면 색소침착, 신경성 피부염, 피부 가려움증 등의 증상 개선에 도움이 된다.

또한 어혈과 반점을 제거해 얼굴에 화색이 돌게 하고, 신장과 방광의 기능이 약해서 밤에 소변을 자주 보는 경우에 도움이 많이 된다. 인체의 면역력을 향상시켜서 부종, 습진, 탈모, 가슴 두근거림, 유정(遺精. 무의식 중에 정액이 몸밖으로 나오는 증상), 발기 불능, 산기(疝氣. 고환이나 음낭이 커지면서 아랫배가 아픈 증상), 반신불수, 안면 근육 경련, 월경불순, 신경쇠약에 효과가 있다.

발바닥에 있는 용천혈

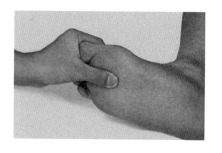

용천(湧泉)은 발바닥 중심선 앞에서 3분의 1 부위, 제2·3중 족골 사이에 있다. 양발바닥의 용천혈을 가볍게 두드리거나 대나무를 밟으면 육체 피로가 풀리고 원기가 회복된다. 되도록 양발을 자극하되 여자는 오른쪽, 남자는 왼쪽을 자극해도 된다.

매일 하루에 5회 정도, 한 번에 5~10분 정도 하는 것이 좋다.

대체로 노화는 발부터 시작된다. 용천혈을 자극하면 정신이 맑아지고, 열사(뜨거운 사기)가 제거되며, 치솟은 기를 내리고, 원기를 북돋워 마음이 편안해진다. 불면증, 초조, 불안에도 효험이 있다. 육체적인 과로에 따른 고혈압에는 용천혈을 자극하는 것만으로도 효과가 좋다.

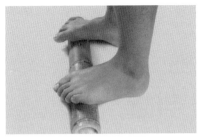 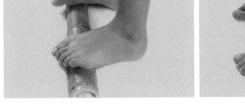

용천혈을 자극한다　　　　　　　　　　용천혈의 뒤쪽을 자극한다

　또한 갑자기 현기증이 나면서 쓰러지거나 정신이 혼미해지면서 팔다리가 차가워지는 훈궐(暈厥), 항통(項痛), 인후통, 소아 경풍, 하지 마비, 쇼크, 히스테리, 발작성 정신 이상, 정수리가 아프거나 발바닥 가운데에 열이 나면서 아프거나 목이 잠길 때도 용천혈을 자극하면 효과가 좋다.

　발은 심장에서 가장 멀고 차가워지기 쉬운 곳이라 냉증으로 인한 순환장애가 발생하기 쉬운데, 용천혈을 자극하면 피로 해소와 냉증 제거, 신장 기능 활성화에 도움이 된다.

숙면을 위해
경혈과 근육 자극하기

우리는 인생의 3분의 1을 잠을 자는 데 쓴다. 인간에게 수면 시간은 너무도 중요한 시간이다. 잠자는 동안 인체는 충분히 휴식하고, 피로를 해소하며, 혈액 속의 노폐물을 배출함으로써 몸을 맑고 건강한 상태로 유지한다. 그러나 만성질환자들은 숙면을 취하지 못하는 경우가 많다. 혈액이 맑지 않으면 밤에 자주 잠을 깨고, 손발이 차고 저려서 한밤에 깨어 한참을 주물러야 겨우 다시 짐드는 일이 다반사다. 숙면을 취하지 못하니 만성

척추경혈운동기(나무와 도자기 목 찜질기)

피로가 생기고 혈액은 다시 탁해진다.

피 해독을 위해서는 충분히 숙면하는 것이 중요하다. 이를 위해서 밤에 잠자기 전에 목과 등, 허리의 경혈을 풀어주고 긴장한 근육을 이완시키면 효과가 있다. 막혀 있던 혈관이 뚫리면서 혈액이 원활하게 돌고 몸의 긴장을 풀어주기 때문이다.

머리 뒤쪽 자극하기

현대인은 오랜 시간 의자에 앉아 생활하기 때문에 목과 어깨가 큰 부담을 받으며 목과 등의 근육이 경직되어 경혈이 막힐 수 있다. 그러면 뇌로 혈액 공급이 원활히 되지 않아 뇌의 피로가 풀리지 않고 혈액에 독소가 쌓여 뇌혈관 질환의 원인이 된다. 목 근육이 경직되어 잘 움직이지 않으면 뇌의 노화도 빨리 온다. 게다가 머리 뒤쪽에는 13개의 경혈이

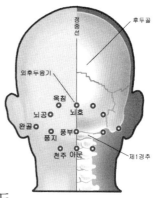

후두부 혈 자리

있다. 이 경혈이 막히면 뇌혈관에 문제가 생겨 뇌경색, 뇌출혈, 혈관성 치매 등의 질환이 생긴다. 그러니 평소에도 목과 등의 승모근을 풀어주고 13개의 경혈을 소통시켜줘야 한다.

운동 방법은 비교적 간단하다.
후두부 혈 자리를 중심으로 척추
경혈운동기(나무와 온열도자기, 안
쪽이 오목한 목침도 가능)를 베고 누
운 뒤 머리를 천천히 좌우로 돌리

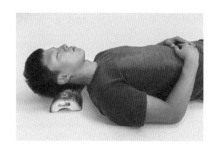

면 된다. 그러면 13개의 경혈이 소통되고 뭉친 근육도 풀린다.

처음에는 왼쪽이든 오른쪽이든 아픈 부위가 나타날 것이다. 그럴 때
는 머리를 천천히 돌리면서 서서히 경혈을 풀어주고, 익숙해지면 조금
씩 강도를 높여나간다. 마른 사람이나 목 근육이 심하게 경직된 사람은
천이나 수건을 척추경혈운동기에 덮고 해도 된다. 매일 아침, 저녁으로
5~10분씩 하면 좋다.

등과 어깨
자극하기

중년을 거치면서 노화 현상으로
어깨 결림, 항강통, 등이 굽어지는
증상이 나타나기 마련이다. 그러나 근래
에는 10대나 20대들도 과도한 스트레스와
과로, 수면 부족, 과식, 운동 부족, 자세 불

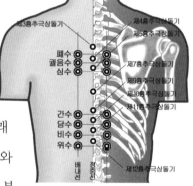

흉추부 혈 자리

량 등으로 등과 어깨 통증을 호
소하는 경우가 많다.

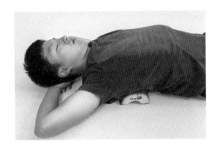

　등과 어깨 통증을 해소하려면
등의 광배근과 14개의 경혈을 소
통시켜줘야 한다. 흉추부 혈 자
리를 중심으로 척추경혈운동기를 깔고 눕는다. 등은 부위가 넓으니 두
번에 나누어서 자극한다. 처음에는 폐수, 궐음수, 심수를 중심으로 한
다. 그다음에는 간수, 담수, 비수, 위수를 중심으로 자극한다. 척추경혈
운동기를 어깨, 그리고 허리에 두고 천천히 좌우로 몸을 비틀면서 경혈
을 자극하면 된다. 이때 등이 아프면 두꺼운 옷을 입거나 수건을 덮고
하는 것이 좋다. 매일 아침, 저녁으로 5~10분씩 하면 좋다.

│ 허리 부위
　자극하기

　인간은 직립보행을 하므로 나
이가 들면 목과 허리에 무리가 생
길 수밖에 없다. 대표적인 증상으
로, 엉덩이 근육이 줄어들고 허벅
지가 가늘어지면서 하반신이 점점

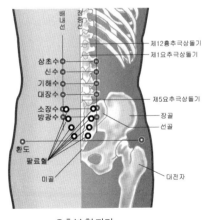

요추부 혈 자리

더 약해진다.

허리는 다리와 함께 비교적
일찍 노화되기 쉬운 부분이다.
허리에 통증이 있거나 자고 나서
허리가 불편하면 허리의 경혈이

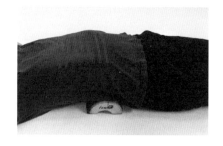

막혔거나 허리 근육이 굳어졌음을 의미한다. 이를 해소하려면 허리의
척추기립근과 24개의 경혈을 소통시켜줘야 한다.

요추부 혈 자리를 중심으로 척추경혈운동기를 깔고 눕는다. 허리도
범위가 넓으니 두 번에 나누어서 자극한다. 처음에는 삼초수, 신수, 기
해수, 대장수, 소장수, 방광수를 중심으로 한다. 그다음에는 팔요혈과
환도혈을 중심으로 자극한다. 환도혈은 허리를 옆으로 틀어서 자극하
면 더 좋다. 매일 아침, 저녁으로 5~10분씩 하면 좋다.

위의 세 가지 운동을 하고 난 뒤에는 급하게 일어나서는 안 된다.
전신의 경혈과 근육이 이완되어 있기 때문에 엎드려서 최소 30초간
고양이 자세로 스트레칭을 한 뒤 어깨, 등,
허리 순서로 천천히 일어나야 무리
가 없고 효과가 좋다.

어혈, 담음, 식적을 풀어주는 경혈 자극법

어혈, 담음, 식적은 혈액을 오염시키는 대표적인 원인이므로 평소에도 신경을 써서 풀어주어야 한다.

어혈을 풀어주는 관원혈 자극법

관원혈은 배꼽 아래로 손가락 세 마디 부분에 있다. 양손을 하복부에 대고 고관절과 하복부를 좌우 팔자로 자극하면 하복부가 운동되고 단전이 활성화되어 어혈을 없애는 데 도움이 된다.

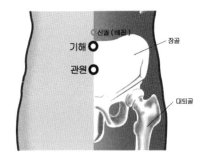

담음을 풀어주는 전중혈 자극법

전중혈은 양 젖꼭지를 이은 선 가운데에 있는 혈 자리다. 손가락 끝으로 전중혈을 두드려 자극하면 전중이 운동되어 흉복부가 활성화되고 담음을 없앨 수 있다.

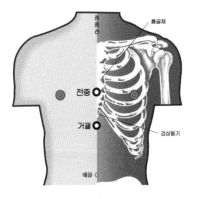

식적을 풀어주는 중완혈 자극법

중완혈은 배꼽과 명치 중간에 위치해 있다. 양손을 중완에 대고 인사를 하듯 복부를 아래로 구부려 중완혈을 자극하면 식적을 없애는 데 도움이 된다.

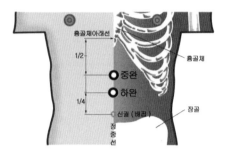

참고 문헌

- 가와나 히데오(2011), 《채소의 진실》, 청림라이프.
- 가켄 편집부(2010), 《고혈압 정복하기》, 랜덤하우스.
- 가켄 편집부(2010), 《콜레스테롤 정복하기》, 랜덤하우스.
- 강신익(2007), 《몸의 역사 몸의 문화》, 휴머니스트.
- 고도원(2009), 《사과 청국장 다이어트》, 한국경제신문사.
- 김용웅(2011), 《위대한 자연요법》, 토트.
- 김중산(2012), 《재벌 총수는 왜 폐암에 잘 걸릴까》, 나남.
- 김한복(2003), 《청국장 다이어트 & 건강법》, 휴먼앤북.
- 나가오 카즈히로(2013), 《평온한 죽음》, 한문화.
- 나카무라 진이치(2012), 《편안한 죽음을 맞이하려면 의사를 멀리하라》, 위즈덤스타일.
- 다치바나 다카시(2012), 《암, 생과 사의 수수께끼에 도전하다》, 청어람미디어.
- 다카하시 히로노리(2009), 《나를 살리는 피, 늙게 하는 피, 위험한 피》, 전나무숲.
- 데이비드 뉴먼(2013), 《의사들에게는 비밀이 있다》, 알에이치코리아.
- 데트레프 간텐, 틸로 슈팔, 토마스 다이히만(2011), 《우리 몸은 석기시대》, 중앙북스.
- 도나 디켄슨(2012), 《인체 쇼핑》, 소담출판사.
- 랜덜 피츠제럴드(2007), 《100년 동안의 거짓말》, 시공사.
- 레이 모이니헌, 앨런 모이니헌(2006), 《질병 판매학》, 알마.
- 루안 브리젠딘(2007), 《여자의 뇌 여자의 발견》, 리더스북.
- 류병호(2008), 《콜레스테롤을 낮추면 125세까지 살 수 있다》, 삼호미디어.
- 린 맥타가트(2011), 《의사들이 해주지 않는 이야기》, 허원미디어.
- 마이클 머레이(2011), 《당신의 의사도 모르는 11가지 약의 비밀》, 다산초당.
- 미주노 남보꾸(1996), 《식은 운명을 좌우한다》, 태일출판사.
- 미하시 미호(2003), 《5분 만에 깊이 잠드는 책》, 넥서스.
- 반기성(2005), 《날씨를 알면 건강이 보인다》, 다미원.

- 반성혜(2014), 《동의보감 디톡스》, 리더스북.
- 버나드 라운(2003), 《치유의 예술을 찾아서》, 몸과마음.
- 사이토 요시미(2008), 《양파》, 문원북.
- 샤론 모알렘(2010), 《아파야 산다》, 김영사.
- 서재걸(2012), 《서재걸의 해독주스》, 맥스미디어.
- 서한기(2013), 《대한민국 의료 커넥션》, 바다출판사.
- 슈토 히로시(2008), 《병에 걸리지 않는 식사법》, 다른세상.
- 스티븐 어스태드(2005), 《인간은 왜 늙는가》, 궁리.
- 신도 요시하루(2006), 《히에토리 냉기 제거 완전 건강 인생》, 중앙생활사.
- 신야 히로미(2006), 《병 안 걸리고 사는 법》, 이아소.
- 아베 히로유키(2002), 《나이를 거꾸로 먹는 100가지 비결》, 북스캔.
- 아보 도오루(2011), 《사람이 병에 걸리는 단 2가지 원인》, 중앙생활사.
- 아트미스 P. 시모포로스(2003), 《오메가 다이어트》, 따님.
- 애런 E. 캐럴, 레이첼 C. 브리먼(2010), 《내 남친은 발 사이즈가 크다》, 담담.
- 앤 피탄트, 프리벤션 매거진(2007), 《혈당을 알면 당뇨병 없이 산다》, 한언.
- 야마다 도요후미(2008), 《병에 걸리기 싫다면 기름을 바꿔라》, 중앙북스.
- 야마자키 후미오(2005), 《병원에서 죽는다는 것》, 상상미디어.
- 양향자, 장동민(2008), 《왕의 병을 고친 수라간 건강 음식》, 아카데미북.
- 에드워드 골럽(2001), 《의학의 과학적 한계》, 몸과마음.
- 오카다 잇코(2011), 《피가 맑아야 몸이 산다》, 시간과공간사.
- 외르크 블레흐(2004), 《없는 병도 만든다》, 생각의나무.
- 우쓰노미야 마쓰아키(2013), 《하루 10분 일광욕 습관》, 전나무숲.
- 우페 라븐스코프(2013), 《콜레스테롤은 살인자가 아니다》, 애플북스.
- 유태종(2006), 《음식 궁합》, 아카데미북.
- 윤동혁(2004), 《색을 먹자》, 거름.
- 이송미(2007), 《약이 병을 만든다》, 소담출판사.
- 이시니베 유타카, 다구치 세이코(2009), 《먹어서 개선하는 콜레스테롤》, 전나무숲.
- 이시하라 유미(2018), 《내 몸이 보내는 이상신호가 나를 살린다》, 전나무숲.

- 이시하라 유미(2007), 《몸이 따뜻해야 몸이 산다》, 삼호미디어.
- 이시하라 유미(2009), 《생강이 여자 몸을 살린다》, 황금부엉이.
- 이시하라 유미(2010), 《체온혁명》, 황금비늘.
- 이시하라 유미(2012), 《생강의 힘》, 전나무숲.
- 이시형(2012), 《이시형처럼 살아라》, 비타북스.
- 이시형(2013), 《이젠 다르게 살아야 한다》, 이지북.
- 임동규(2012), 《내 몸이 최고의 의사다》, 에디터.
- 제임스 B. 마스(2011), 《달콤한 수면으로 상쾌한 아침을 여는 책》, 나라원.
- 존 브리파(2011), 《복부 비만 없애는 식습관의 비밀》, 물병자리.
- 최옥병, 박성주, 양영철(2012), 《통합 의학적 암 치료 프로그램》, 건강신문사.
- 츠루미 다카후미(2011), 《아침 효소 주스 다이어트》, 로그인.
- 카지무라 나오후미(2013), 《수면 습관이 건강을 좌우한다》, 삼호미디어.
- 캐롤 하트(2010), 《세로토닌의 비밀》, 미다스북스.
- 킬머 맥컬리(2007), 《동맥경화의 예방과 치료》, 한국분자교정학회.
- 파울 U. 운슐트(2010), 《동서양 치유의 역사 의학이란 무엇인가》, 궁리.
- 하비 다이아몬드(2005), 《내 몸이 아프지 않고 잘 사는 법》, 한언.
- 한방생활연구회(2006), 《기적의 반신욕》, 초록세상.
- 후타쓰기 고조(2006), 《걷는 습관이 나를 바꾼다》, 위즈덤하우스.
- SBS잘먹고잘사는법제작팀(2006), 《잘 먹고 잘사는 법》, 가치창조.

피 해독으로 만성질환 치료하기

초판 1쇄 발행 2021년 5월 14일
초판 5쇄 발행 2023년 8월 20일

지은이 선재광
펴낸이 강효림

편집 곽도경
원고정리 이남훈
디자인 채지연
일러스트 이가혜
사진 이경우
마케팅 김용우

용지 한서지업(주)
인쇄 한영문화사

펴낸곳 도서출판 전나무숲 檜林
출판등록 1994년 7월 15일·제10-1008호
주소 10544 경기도 고양시 덕양구 으뜸로 130
　　　 위프라임원타워 810호
전화 02-322-7128
팩스 02-325-0944
홈페이지 www.firforest.co.kr
이메일 forest@firforest.co.kr

ISBN 979-11-88544-66-0 (13510)